HANDLEIDING VOOR VERPLEEGKUNDIGEN VOOR BEGINNERS
ESSENTIËL TIPS EN ETIQUETTE

Inhoudsopgave

Invoering 1
Verpleegkundige rollen begrijpen 4
Basisverpleegkundige vaardigheden 9
Infectiecontrole 13
Patiëntveiligheid 18
Communiceren met patiënten 23
Communiceren met gezinnen 27
Teamcommunicatie 31
Professionele uitstraling en gedrag 35
Timemanagement en organisatie 39
Ethiek in de verpleegkunde 43
Bedmanieren 47
Respect voor de privacy van patiënten 51
Culturele gevoeligheid 55
Medicatie administratie 58
Documentatie en grafieken 62
IV-therapie en aderlaten 66
Stress management 71
Werk leven balans 74
Ondersteunende systemen 77
Voortgezette educatie 80
Specialisatie en certificering 84
Loopbaanontwikkeling 87
Verpleeglicenties begrijpen 90
Navigeren door het werkplekbeleid 94
Omgaan met moeilijke patiënten 98
Conflictoplossing 101
Noodsituaties 104
Omgaan met de dood 107
Zelfreflectie en feedback 110
Gemotiveerd en gepassioneerd blijven 113

Conclusie 116

Invoering

Welkom in de vervullende en dynamische wereld van de verpleegkunde! Terwijl u aan deze reis begint, komt u terecht in een beroep dat niet alleen van vitaal belang is voor de gezondheidszorg, maar ook op persoonlijk vlak zeer lonend is. Dit boek, 'De Beginner Nurse's Guide: Essential Tips and Etiquette', is bedoeld als uw uitgebreide metgezel bij het navigeren door de eerste stadia van uw carrière als verpleegkundige.

Verpleegkunde is meer dan alleen een baan; het is een roeping, een toewijding om voor anderen te zorgen op hun meest kwetsbare momenten. Of u nu net van de verpleegschool komt of de overstap maakt van een andere carrière, het pad dat voor u ligt biedt talloze mogelijkheden voor groei, leren en het maken van een positieve impact op de levens van patiënten en hun families.

In deze inleiding onderzoeken we wat het betekent om verpleegster te zijn, de unieke uitdagingen en vreugden die je kunt tegenkomen, en hoe dit boek je zal helpen bij het navigeren door de spannende reis die voor je ligt.

Laten we eerst en vooral ingaan op de essentie van verpleging. In de kern gaat verpleegkunde over het bieden van meelevende en holistische zorg aan individuen gedurende hun hele leven, vanaf de geboorte tot de zorg aan het levenseinde. Het omvat niet alleen de technische vaardigheden die nodig zijn om medische behandelingen uit te voeren, maar ook de emotionele steun en belangenbehartiging die essentieel zijn voor het bevorderen van gezondheid en welzijn.

Als verpleegkundige bevind je je op het kruispunt van wetenschap en menselijkheid, waarbij je op bewijs gebaseerde praktijken toepast en tegelijkertijd op een diep menselijk niveau contact maakt met patiënten. Deze dualiteit maakt verpleegkunde zowel uitdagend als enorm vervullend. Je zult getuige zijn van de veerkracht van de menselijke geest, triomfen vieren en troost bieden in tijden van onzekerheid.

Een van de meest opmerkelijke aspecten van de verpleegkunde is de diversiteit ervan. Het veld biedt een breed scala aan specialiteiten en instellingen, van intensive care-afdelingen tot gemeenschap gezondheidscentra, van kinderafdelingen tot operatiekamers. Of u zich nu aangetrokken voelt tot de snelle omgeving van de spoedeisende verpleging of tot de langdurige relaties die in de eerstelijnszorg zijn opgebouwd, er is een niche binnen de verpleging die aansluit bij uw interesses en sterke punten.

Maar met de grote diversiteit komt ook de behoefte aan aanpassingsvermogen en levenslang leren. Verpleegkunde is een beroep dat voortdurend evolueert, gedreven door technologische vooruitgang, veranderingen in het gezondheidszorgbeleid en verschuivingen in maatschappelijke behoeften. Daarom is het als beginnende verpleegkundige essentieel om een mentaliteit van voortdurende groei en ontwikkeling te omarmen.

Dit boek is zo opgebouwd dat het u de fundamentele kennis en praktische vaardigheden verschaft die nodig zijn om als beginnende verpleegkundige te kunnen floreren. Elk hoofdstuk is zorgvuldig samengesteld om de belangrijkste aspecten van de verpleegkundige praktijk te behandelen, van het beheersen van klinische basisvaardigheden tot het navigeren door complexe ethische dilemma's. Je leert over effectieve communicatietechnieken, professionaliteit en etiquette in de gezondheidszorg, en strategieën voor zelfzorg en loopbaanontwikkeling.

Bovendien is dit boek niet slechts eenrichtingsverkeer. Het is interactief ontworpen en moedigt u aan om na te denken over uw eigen ervaringen, doelen te stellen voor persoonlijke en professionele groei en deel te nemen aan zelfevaluatie om gebieden voor verbetering te identificeren. Je vindt er praktische tips, scenario's uit het echte leven en tot nadenken stemmende vragen die je uitdagen om kritisch na te denken en je kennis in verschillende contexten toe te passen. Terwijl u door deze pagina's reist, onthoud dat u niet alleen bent. Elke verpleegster, ongeacht hun ervaringsniveau, was ooit een beginner zoals jij. Je hebt een enorme gemeenschap van mentoren, collega's en collega-verpleegkundigen die klaar staan om je onderweg te ondersteunen en te begeleiden.

Laten we dus, met een open geest en een meelevend hart, samen aan dit avontuur beginnen. Welkom in de wereld van de verpleegkunde, waar elke dag nieuwe kansen biedt om een verschil te maken. Of u nu een bange patiënt troost, pleit voor een beter gezondheidszorgbeleid, of eenvoudigweg een luisterend oor biedt, weet dat uw bijdragen ertoe doen en dat u deel uitmaakt van een nobel beroep dat zich toelegt op genezing en menselijkheid.

Verpleegkundige rollen begrijpen

Verpleegkunde is een veelzijdig beroep met een breed scala aan rollen en verantwoordelijkheden. Van zorgverleners aan het bed tot geavanceerde praktijkverpleegkundigen: elke verpleegkundige rol speelt een cruciale rol bij het leveren van hoogwaardige patiëntenzorg en het bevorderen van de gezondheid en het welzijn binnen gemeenschappen. In dit hoofdstuk zullen we de verschillende verpleegkundige rollen onderzoeken, hun unieke bijdragen aan de gezondheidszorg, en de onderwijstrajecten die nodig zijn om deze te vervullen.

Aan de basis van de verpleegkundige praktijk staan geregistreerde verpleegkundigen (RN's), die het grootste segment van het verpleegkundig personeelsbestand vormen. RN's zijn verantwoordelijk voor het leveren van directe patiëntenzorg, het beoordelen van de behoeften van de patiënt, het ontwikkelen van zorgplannen, het toedienen van medicijnen en het samenwerken met andere beroepsbeoefenaren in de gezondheidszorg om een alomvattende behandeling te garanderen. Ze werken in verschillende omgevingen, waaronder ziekenhuizen, klinieken, instellingen voor langdurige zorg en gemeenschap gezondheidscentra, en kunnen zich specialiseren in gebieden zoals medisch-chirurgische verpleging, intensive care, kindergeneeskunde of geestelijke gezondheidszorg.

Gelicentieerde Praktische Verpleegkundigen (LPN's) en Gelicentieerde Beroeps Verpleegkundigen (LVN's) zijn essentiële leden van het verpleegteam en verlenen basisverpleegkundige zorg onder toezicht van RN's of artsen. Hun taken kunnen bestaan uit het nemen van vitale functies, het toedienen van medicijnen, het assisteren bij activiteiten in het dagelijks leven en het monitoren van de voortgang van de patiënt. LPN's/LVN's werken doorgaans in instellingen voor langdurige zorg, revalidatiecentra en poliklinieken, waar ze een cruciale rol spelen bij het ondersteunen van de gezondheid en het welzijn van patiënten.

Gecertificeerde verpleegassistenten (CNA's) bieden directe zorg aan patiënten onder toezicht van RN's of LPN's/LVN's. Ze helpen bij activiteiten zoals baden, aankleden, voeden en mobiliteit, en kunnen ook taken uitvoeren zoals het opnemen van vitale functies en het documenteren van patiëntinformatie. CNA's worden vaak ingezet in verpleeghuizen, woonzorgcentra en ziekenhuizen, waar ze dienen als waardevolle leden van het zorgteam en ervoor zorgen dat patiënten de hulp krijgen die ze nodig hebben om hun gezondheid en waardigheid te behouden.

Advanced Practice Registered Nurses (APRN's) zijn hoogopgeleide verpleegkundigen die een universitaire opleiding en een geavanceerde klinische opleiding hebben afgerond in een gespecialiseerd praktijkgebied. APRN's omvatten Nurse Practitioners (NP's), Certified Nurse Midwives (CNM's), Clinical Nurse Specialists (CNS's) en Certified Registered Nurse Anesthetists (CRNA's). Deze geavanceerde praktijkverpleegkundigen hebben de bevoegdheid om ziekten te diagnosticeren en te behandelen, medicijnen voor te schrijven, diagnostische tests te bestellen en uitgebreide gezondheidszorgdiensten te bieden aan patiënten gedurende hun hele leven. Ze werken vaak autonoom of in samenwerking met artsen, afhankelijk van de nationale regelgeving en de specifieke reikwijdte van de praktijk.

Nurse Practitioners (NP's) zijn geavanceerde praktijkverpleegkundigen die gespecialiseerd zijn in de eerstelijnszorg, huisartspraktijk, acute zorg, kindergeneeskunde, gerontologie, psychiatrie of andere gebieden van de gezondheidszorg. Ze beoordelen patiënten, diagnosticeren aandoeningen, ontwikkelen behandelplannen en geven voorlichting aan individuen en gezinnen over gezondheidsbevordering en ziektepreventie. NP's spelen een cruciale rol bij het verbeteren van de toegang tot zorg, vooral in achtergestelde gemeenschappen, waar zij kunnen dienen als eerstelijnszorgverleners of kunnen samenwerken met artsen om uitgebreide gezondheidszorgdiensten te leveren.

Certified Nurse Midwives (CNM's) zijn geavanceerde praktijkverpleegkundigen die gespecialiseerd zijn in de gezondheid van vrouwen, prenatale zorg, bevalling en postpartumzorg. Ze bieden holistische, gezinsgerichte zorg aan vrouwen gedurende de hele reproductieve levenscyclus, inclusief prenatale zorg, ondersteuning bij bevalling en bevalling, en gynaecologische diensten. CNM's bevorderen een natuurlijke bevalling en stellen vrouwen in staat weloverwogen beslissingen te nemen over hun gezondheidszorgopties, terwijl ze ook medische interventies bieden wanneer dat nodig is om de veiligheid en het welzijn van moeder en baby te garanderen.

Klinische verpleegkundig specialisten (CNS's) zijn geavanceerde praktijkverpleegkundigen die gespecialiseerd zijn in een bepaald gebied van de klinische praktijk, zoals oncologie, intensive care, diabetesmanagement of psychiatrische geestelijke gezondheidszorg. Ze bieden deskundige klinische begeleiding en ondersteuning aan het verplegend personeel, ontwikkelen evidence-based praktijkrichtlijnen, voeren onderzoek uit en nemen deel aan kwaliteitsverbeteringsinitiatieven om de patiëntresultaten te verbeteren. CZS's fungeren als klinische experts en veranderingsagenten binnen gezondheidszorgorganisaties en stimuleren innovatie en uitmuntendheid in de verpleegkundige praktijk.

Gecertificeerde anesthesiemedewerkers (CRNA's) zijn geavanceerde praktijkverpleegkundigen die gespecialiseerd zijn in anesthesiezorg. Ze dienen anesthesie toe tijdens chirurgische ingrepen, bewaken de vitale functies van patiënten en behandelen pijn vóór, tijdens en na de operatie. CRNA's werken samen met chirurgen, anesthesiologen en andere leden van het chirurgische team om de veiligheid en het comfort van de patiënt gedurende de perioperatieve periode te garanderen. Ze beschikken over gespecialiseerde kennis en vaardigheden op het gebied van farmacologie, fysiologie en anesthesie toedieningstechnieken, waardoor ze hoogwaardige anesthesiezorg kunnen bieden aan patiënten van alle leeftijden en medische complexiteiten.

Naast deze primaire verpleegkundige functies zijn er tal van specialistische gebieden en geavanceerde verpleegkundige functies die verpleegkundigen kunnen nastreven op basis van hun interesses, expertise en carrièredoelen. Het kan daarbij gaan om rollen als verpleegkundigen opleiders, verpleegkundig managers, verpleegkundig onderzoekers, verpleegkundigen informatici en verpleegkundig ondernemers, die elk unieke kansen bieden voor professionele groei en ontwikkeling binnen het verpleegkundig veld.

Om een carrière in de verpleegkunde na te streven, moeten individuen een formeel onderwijsprogramma voltooien en slagen voor een nationaal vergunning examen om een verpleeg vergunning te verkrijgen. De opleidingsvereisten variëren afhankelijk van de gewenste verpleegkundige rol, waarbij voor posities op instapniveau doorgaans een diploma, associate degree of bachelordiploma in verpleegkunde (BSN) vereist is, terwijl voor geavanceerde praktijkrollen mogelijk een master- of doctoraat in verpleegkunde vereist is. Bovendien moeten verpleegkundigen zich houden aan ethische praktijknormen, hun competentie behouden door middel van voortdurende educatie en professionele ontwikkeling, en de waarden van het beroep van verpleegkundige hooghouden, waaronder compassie, integriteit en belangenbehartiging voor patiënten en families.

Samenvattend omvat verpleegkunde een breed scala aan rollen en verantwoordelijkheden, die elk een cruciale rol spelen bij het leveren van hoogwaardige patiëntenzorg en het bevorderen van gezondheid en welzijn binnen gemeenschappen. Van zorgverleners aan het bed tot ervaren artsen, verpleegkundigen hebben de mogelijkheid om een betekenisvol verschil te maken in de levens van anderen, door hun kennis, vaardigheden en medeleven te gebruiken om de resultaten te verbeteren en de patiëntervaring te verbeteren. Wanneer u aan uw reis in de verpleegkunde begint, omarm dan de diversiteit aan rollen die voor u beschikbaar zijn, streef kansen voor groei en ontwikkeling na en streef er altijd naar om de waarden van professionaliteit, integriteit en uitmuntendheid in uw praktijk hoog te houden.

Basisverpleegkundige vaardigheden

Op verpleegkundig gebied vormt vaardigheid in verpleegkundige basisvaardigheden de hoeksteen van competente en meelevende patiëntenzorg. Deze fundamentele vaardigheden omvatten een breed spectrum aan taken, variërend van het beoordelen van vitale functies tot het assisteren bij activiteiten van het dagelijks leven. In dit hoofdstuk gaan we dieper in op de essentiële verpleegkundige basisvaardigheden die elke verpleegkundige moet beheersen om veilige en effectieve zorg te bieden aan patiënten in diverse gezondheidszorg omgevingen.

Een van de belangrijkste verpleegkundige basisvaardigheden is het vermogen om de vitale functies nauwkeurig te beoordelen en vast te leggen. Vitale functies, waaronder temperatuur, hartslag, bloeddruk en ademhalingsfrequentie, bieden essentiële informatie over de fysiologische status van een patiënt en helpen verpleegkundigen te controleren op tekenen van ziekte of achteruitgang. De juiste techniek en aandacht voor detail zijn van cruciaal belang bij het meten van vitale functies, waardoor nauwkeurige gegevensverzameling en tijdige interventie wanneer afwijkingen worden gedetecteerd, worden gegarandeerd.

Temperatuurmeting kan worden uitgevoerd met behulp van verschillende methoden, waaronder orale, axillaire, trommelvlies- en temporale thermometrie. Elke methode heeft zijn voordelen en beperkingen, en verpleegkundigen moeten de meest geschikte techniek selecteren op basis van de leeftijd, de toestand en de mate van samenwerking van de patiënt. Ongeacht de gebruikte methode is het essentieel om gestandaardiseerde protocollen te volgen en temperatuurmetingen nauwkeurig te documenteren.

Polsbeoordeling omvat het evalueren van de snelheid, het ritme en de kwaliteit van de hartslag. De pols kan worden gepalpeerd op verschillende arteriële plaatsen, zoals de radiale, brachiale, halsslagader en pedaalslagaders, afhankelijk van de leeftijd en de klinische toestand van de patiënt. Verpleegkundigen moeten de pols regelmatig beoordelen en de bevindingen documenteren, waarbij ze aandacht moeten besteden aan eventuele onregelmatigheden of veranderingen die kunnen duiden op cardiovasculaire disfunctie of hemodynamische instabiliteit.

Bloeddrukmeting is een ander cruciaal onderdeel van de verpleegkundige basisvaardigheden. De bloeddruk weerspiegelt de kracht die wordt uitgeoefend door het circulerende bloed tegen de wanden van de slagaders en wordt gemeten met behulp van een bloeddrukmeter en stethoscoop of een geautomatiseerde bloeddrukmeter. Verpleegkundigen moeten de juiste techniek volgen, de patiënt correct positioneren, de juiste manchetmaat selecteren en de bloeddrukmetingen nauwkeurig interpreteren om betrouwbare resultaten te garanderen.

Beoordeling van de ademhalingsfrequentie omvat het tellen van het aantal ademhalingen dat een patiënt per minuut neemt. De ademhalingsfrequentie kan variëren op basis van factoren zoals leeftijd, activiteitenniveau en onderliggende gezondheidsproblemen, waardoor het voor verpleegkundigen essentieel is om trends in de loop van de tijd te volgen en afwijkingen van de uitgangssituatie te herkennen. Abnormale ademhalingsfrequenties kunnen wijzen op ademnood, luchtwegobstructie of andere longcomplicaties die onmiddellijk ingrijpen vereisen.

Naast de beoordeling van vitale functies omvatten de verpleegkundige basisvaardigheden verschillende technieken om patiënten te helpen bij de dagelijkse levensverrichtingen (ADL's) en om basishygiëne- en comfort maatregelen te treffen. Deze vaardigheden omvatten het assisteren bij het baden, verzorgen, toiletbezoek, aankleden en voeden, evenals het herpositioneren en verplaatsen van patiënten om decubitus te voorkomen en de mobiliteit te behouden.

Effectieve communicatie is een andere fundamentele verpleegkundige vaardigheid die essentieel is voor het opbouwen van een goede verstandhouding met patiënten, het verzamelen van relevante informatie en het samenwerken met leden van het zorgteam. Verpleegkundigen moeten duidelijk en medelevend communiceren, waarbij ze zowel verbale als non-verbale signalen gebruiken om empathie, respect en begrip over te brengen. Actief luisteren, therapeutische communicatietechnieken en culturele gevoeligheid zijn essentiële aspecten van effectieve communicatie in de verpleegkundige praktijk.

Infectiebeheersing is een cruciaal onderdeel van de verpleegkundige basisvaardigheden, vooral in de context van het voorkomen van gezondheids zorggerelateerde infecties (HAI's) en het minimaliseren van de verspreiding van infectieziekten. Verpleegkundigen moeten zich houden aan standaardvoorzorgsmaatregelen, waaronder handhygiëne, het gebruik van persoonlijke beschermingsmiddelen (PBM) en de juiste desinfectietechnieken, om zichzelf en hun patiënten te beschermen tegen blootstelling aan ziekteverwekkers.

Medicatietoediening is een andere fundamentele verpleegkundige vaardigheid die aandacht voor detail en naleving van vastgestelde protocollen vereist. Verpleegkundigen moeten kennis hebben van de medicijnen die zij toedienen, inclusief indicaties, doseringen, toedieningswegen, bijwerkingen en mogelijke interacties. Ze moeten ook de identiteit van patiënten verifiëren, medicatieallergieën beoordelen en de administratie nauwkeurig documenteren om de patiëntveiligheid en naleving van wettelijke normen te garanderen.

Wondzorg is een essentieel aspect van de verpleegkundige basisvaardigheden, vooral in omgevingen als acute zorg, langdurige zorg en thuiszorg. Verpleegkundigen moeten wonden beoordelen op tekenen van infectie, genezing bevorderen door middel van geschikte verbandmiddelen & wondverzorging technieken, en patiënten en zorgverleners voorlichten over zelfzorgpraktijken om complicaties te voorkomen en herstel te vergemakkelijken.

Ten slotte is documentatie een cruciaal onderdeel van de verpleegkundige basisvaardigheden, omdat het dient als juridisch verslag van de verleende zorg en de communicatie tussen de leden van het zorgteam vergemakkelijkt. Verpleegkundigen moeten beoordelingen, interventies, reacties van patiënten en andere relevante informatie op een duidelijke, beknopte en tijdige manier documenteren, waarbij ze zich houden aan het institutionele beleid en de wettelijke vereisten.

Samenvattend omvatten verpleegkundige basisvaardigheden een breed scala aan taken en verantwoordelijkheden die essentieel zijn voor het bieden van veilige, effectieve en meelevende zorg aan patiënten in diverse gezondheidszorg omgevingen. Het beheersen van deze vaardigheden vereist een combinatie van kennis, technische vaardigheid, klinisch oordeel en interpersoonlijke communicatieve vaardigheden. Door voortdurend hun vaardigheden aan te scherpen en op de hoogte te blijven van de beste praktijken en op bewijs gebaseerde richtlijnen, kunnen verpleegkundigen hun professionele verplichtingen nakomen en een betekenisvol verschil maken in de levens van degenen die zij dienen.

Infectiecontrole

Infectiebeheersing is een hoeksteen van de verpleegkundige praktijk en is essentieel voor het handhaven van de patiëntveiligheid, het voorkomen van gezondheids zorggerelateerde infecties (HAI's) en het bevorderen van de volksgezondheid. In elke gezondheidszorg omgeving, of het nu een ziekenhuis, kliniek, instelling voor langdurige zorg of gemeenschap gezondheidscentrum is, spelen verpleegkundigen een cruciale rol bij het implementeren van infectie beheersingsmaatregelen om de overdracht van ziekteverwekkers te minimaliseren en een veilige omgeving voor patiënten en gezondheidswerkers te garanderen., en bezoekers. In dit hoofdstuk onderzoeken we de principes van infectiebeheersing, gemeenschappelijke strategieën voor het voorkomen van infecties en de rol van verpleegkundigen bij het bevorderen van een cultuur van veiligheid en hygiëne.

Eerst en vooral is het van cruciaal belang om de infectieketen te begrijpen, een conceptueel model dat de factoren illustreert die nodig zijn voor de overdracht van infectieuze agentia. De infectieketen bestaat uit zes schakels: het infectieuze agens, het reservoir, de uitgang, de wijze van overdracht, de ingangspoort en de gevoelige gastheer. Door een van deze verbindingen te verstoren, kunnen verpleegkundigen de verspreiding van infecties voorkomen en individuen beschermen tegen besmetting.

De eerste schakel in de infectieketen is het infectieuze agens, dat verwijst naar de ziekteverwekker die verantwoordelijk is voor het veroorzaken van ziekten. Infectieuze agentia kunnen bacteriën, virussen, schimmels, parasieten en andere micro-organismen zijn die infecties bij mensen kunnen veroorzaken. Verpleegkundigen moeten kennis hebben van de kenmerken van veel voorkomende ziekteverwekkers, inclusief hun wijze van overdracht, incubatietijden en gevoeligheid voor antimicrobiële middelen, om infecties effectief te kunnen voorkomen en beheersen.

De tweede schakel in de infectieketen is het reservoir, dat verwijst naar de bron van het infectieuze agens. Reservoirs kunnen mensen, dieren, omgeving oppervlakken, medische apparatuur en besmet voedsel of water omvatten. Verpleegkundigen moeten maatregelen implementeren om infectiereservoirs te identificeren en te elimineren, zoals een goede handhygiëne, het reinigen en desinfecteren van de omgeving, en het veilig hanteren en verwijderen van besmette materialen.

De derde en vierde schakel in de infectieketen zijn het portaal van uitgang en de wijze van overdracht, die verwijzen naar de routes waarlangs infectieuze agentia het reservoir verlaten en respectievelijk worden overgedragen op gevoelige gastheren. Veel voorkomende transmissieroutes zijn onder meer direct contact, indirect contact, druppeltransmissie, transmissie via de lucht en vectortransmissie. Verpleegkundigen moeten passende voorzorgsmaatregelen voor infectiebeheersing implementeren, zoals standaardvoorzorgsmaatregelen, op overdracht gebaseerde voorzorgsmaatregelen en isolatieprotocollen, om de verspreiding van infecties te voorkomen en kwetsbare personen te beschermen tegen blootstelling aan ziekteverwekkers.

De vijfde schakel in de infectieketen is de toegangspoort, die verwijst naar de route waarlangs infectieuze agentia het lichaam van een gevoelige gastheer binnendringen. Toegangspoorten kunnen slijmvliezen, de luchtwegen, het maag-darmkanaal, het urogenitale stelsel en breuken in de huid zijn. Verpleegkundigen moeten hygiënepraktijken bevorderen die het risico op het binnendringen van ziekteverwekkers minimaliseren, zoals handhygiëne, ademhalingshygiëne en veilige injectiepraktijken, om te voorkomen dat infecties voet aan de grond krijgen bij gevoelige personen.

De laatste schakel in de infectieketen is de vatbare gastheer, die verwijst naar een persoon die het risico loopt geïnfecteerd te raken door een infectieus agens. Gevoeligheidsfactoren kunnen zijn: leeftijd, onderliggende gezondheidsproblemen, immuungecompromitteerde status en genetische aanleg. Verpleegkundigen moeten patiënten beoordelen op risicofactoren voor infectie, hen voorlichten over preventieve maatregelen en geïndividualiseerde zorg bieden om hun kwetsbaarheid voor infecties te verminderen.

Naast inzicht in de infectieketen moeten verpleegkundigen zich houden aan standaardvoorzorgsmaatregelen, een reeks infectiebeheersing praktijken die zijn ontworpen om de overdracht van infectieuze agentia in gezondheidszorg omgevingen te voorkomen. Standaard voorzorgsmaatregelen omvatten handhygiëne, gebruik van persoonlijke beschermingsmiddelen (PBM) zoals handschoenen, schorten, maskers en oogbescherming, ademhalingshygiëne en hoestetiquette, veilige injectiepraktijken en reiniging en desinfectie van de omgeving. Door de standaardvoorzorgsmaatregelen consequent en strikt op te volgen, kunnen verpleegkundigen zichzelf, hun patiënten en anderen beschermen tegen de verspreiding van infecties.

Handhygiëne is een van de meest kritische componenten van infectiebeheersing en de meest effectieve maatregel om de overdracht van ziekteverwekkers te voorkomen. Verpleegkundigen moeten handhygiëne toepassen voor en na contact met de patiënt, voor en na het uitvoeren van invasieve procedures, na het uittrekken van handschoenen en na contact met mogelijk infectieus materiaal. Handhygiëne kan worden uitgevoerd met water en zeep of handwrijvingen op alcoholbasis, afhankelijk van de omstandigheden en de aanwezigheid van zichtbare besmetting. Verpleegkundigen moeten ook de handhygiëne onder patiënten, bezoekers en ander gezondheidszorgpersoneel bevorderen om het risico op kruisbesmetting en infectieoverdracht te verminderen.

Naast handhygiëne zijn reiniging en desinfectie van de omgeving essentieel om de microbiële belasting te verminderen en de verspreiding van ziekteverwekkers in gezondheidszorg omgevingen te voorkomen. Verpleegkundigen moeten ervoor zorgen dat patiëntenzorgruimtes, apparatuur en oppervlakken die vaak worden aangeraakt regelmatig worden gereinigd en gedesinfecteerd met behulp van geschikte ontsmettingsmiddelen en reinigingsmiddelen. De omgevingsreiniging moet worden uitgevoerd volgens vastgestelde protocollen, met bijzondere aandacht voor oppervlakken die vaak worden aangeraakt, zoals deurknoppen, lichtschakelaars, bedhekken en medische apparatuur. Door een schone en hygiënische omgeving te handhaven, kunnen verpleegkundigen het risico op gezondheids zorggerelateerde infecties minimaliseren en de veiligheid en het welzijn van de patiënt bevorderen.

In gezondheidszorg omgevingen spelen verpleegkundigen een cruciale rol bij het voorkomen van de overdracht van infectieziekten door de implementatie van isolatie voorzorgsmaatregelen. Isolatie Voorzorgsmaatregelen zijn aanvullende maatregelen voor infectiebeheersing die worden gebruikt om de overdracht van specifieke ziekteverwekkers te voorkomen die een risico kunnen vormen voor patiënten, gezondheidswerkers of anderen in de gezondheidszorg. Isolatie Voorzorgsmaatregelen kunnen bestaan uit contact voorzorgsmaatregelen, voorzorgsmaatregelen voor druppeltjes, voorzorgsmaatregelen via de lucht en speciale voorzorgsmaatregelen voor specifieke ziekten zoals tuberculose, mazelen en waterpokken. Verpleegkundigen moeten op de hoogte zijn van de indicaties voor isolatie voorzorgsmaatregelen, het juiste gebruik van persoonlijke beschermingsmiddelen en de juiste technieken voor het implementeren van isolatieprotocollen om de verspreiding van infecties effectief te voorkomen.

Naast het implementeren van infectie beheersingsmaatregelen op individueel niveau, moeten verpleegkundigen ook een cultuur van veiligheid en hygiëne binnen hun gezondheidszorgorganisaties bevorderen. Dit omvat deelname aan infectiecontrolecomités, initiatieven voor kwaliteitsverbetering en opleidings- en trainingsprogramma's voor het personeel om de levering van veilige, hoogwaardige patiëntenzorg te verbeteren. Verpleegkundigen moeten ook dienen als rolmodel voor hun collega's, door blijk te geven van naleving van infectiebeheersing praktijken en te pleiten voor middelen en ondersteuning om een veilige en gezonde werkomgeving te behouden.

Concluderend is infectiebeheersing een fundamenteel aspect van de verpleegkundige praktijk dat essentieel is voor het handhaven van de patiëntveiligheid, het voorkomen van gezondheids zorggerelateerde infecties en het bevorderen van de volksgezondheid. Verpleegkundigen spelen een centrale rol bij het implementeren van infectie beheersingsmaatregelen, waaronder handhygiëne, standaardvoorzorgsmaatregelen, reiniging en desinfectie van de omgeving, isolatie voorzorgsmaatregelen en het bevorderen van een veiligheidscultuur binnen gezondheidszorgorganisaties. Door zich te houden aan best practices en op bewijs gebaseerde richtlijnen kunnen verpleegkundigen het risico op infectieoverdracht minimaliseren en een veilige en ondersteunende omgeving creëren voor patiënten, gezondheidswerkers en de gemeenschap.

Patiëntveiligheid

Patiëntveiligheid is een kernprincipe van de verpleegkundige praktijk en gezondheidszorg verlening en omvat een breed scala aan strategieën en initiatieven gericht op het voorkomen van medische fouten, het minimaliseren van bijwerkingen en het bevorderen van het welzijn van patiënten. Het waarborgen van de patiëntveiligheid is een gedeelde verantwoordelijkheid van zorgverleners, waaronder verpleegkundigen, artsen, apothekers, paramedici en gezondheidszorg beheerders. In dit hoofdstuk onderzoeken we het belang van patiëntveiligheid, gemeenschappelijke uitdagingen en risico's, belangrijke strategieën voor het bevorderen van patiëntveiligheid en de rol van verpleegkundigen bij het beschermen van de gezondheid en het welzijn van patiënten.

Eerst en vooral is het essentieel om te erkennen dat patiëntveiligheid van het allergrootste belang is in de gezondheidszorg, omdat patiënten hun leven en welzijn aan zorgverleners toevertrouwen wanneer ze medische zorg zoeken. Elke patiënt heeft recht op veilige, hoogwaardige zorg die vrij is van schade, ongeacht leeftijd, geslacht, etniciteit, sociaal-economische status of medische toestand. Verpleegkundigen hebben de plicht om prioriteit te geven aan patiëntveiligheid in alle aspecten van hun praktijk, van medicatietoediening tot chirurgische ingrepen tot ontslagplanning, en om te pleiten voor beleid en praktijken die de patiëntveiligheid vergroten en risico's minimaliseren.

Een van de belangrijkste uitdagingen op het gebied van de patiëntveiligheid is het optreden van medische fouten. Dit zijn vermijdbare bijwerkingen die het gevolg zijn van nalatigheid van de zorgverlener, systeemstoringen of communicatiestoringen. Medische fouten kunnen ernstige gevolgen hebben voor patiënten, waaronder letsel, invaliditeit en overlijden, en kunnen het vertrouwen in het gezondheidszorgsysteem aantasten. Veel voorkomende medische fouten zijn onder meer medicatiefouten, diagnostische fouten, chirurgische fouten, gezondheidszorg gerelateerde infecties, vallen en communicatiefouten. Verpleegkundigen moeten waakzaam zijn bij het identificeren en voorkomen van medische fouten, het implementeren van foutreductie strategieën en het bevorderen van een veiligheidscultuur binnen hun gezondheidszorgorganisaties.

Medicatieveiligheid is een cruciaal onderdeel van de patiëntveiligheid, aangezien medicijnen vaak worden voorgeschreven, verstrekt en toegediend in gezondheidszorg omgevingen en aanzienlijke gevolgen kunnen hebben voor de patiëntresultaten. Medicatiefouten, zoals onjuiste doseringen, toedieningsroutes en geneesmiddelinteracties, zijn een belangrijke oorzaak van vermijdbare bijwerkingen in de gezondheidszorg. Verpleegkundigen spelen een sleutelrol bij de medicatieveiligheid door medicatie bestellingen te verifiëren, medicijnen nauwkeurig toe te dienen, patiënten voor te lichten over hun medicijnen en te monitoren op bijwerkingen. Verpleegkundigen moeten zich ook houden aan medicatieveiligheid protocollen, zoals de vijf rechten voor medicatietoediening (juiste patiënt, juiste medicatie, juiste dosis, juiste route en juiste tijdstip) en het gebruik van barcodescanningtechnologie om de medicatietoediening te verifiëren.

Een ander cruciaal aspect van patiëntveiligheid is infectiebeheersing, die tot doel heeft zorggerelateerde infecties (HAI's) te voorkomen en de verspreiding van infectieziekten in gezondheidszorg omgevingen te minimaliseren. HAI's zijn infecties die patiënten oplopen tijdens het ontvangen van medische zorg en die vaak kunnen worden voorkomen met passende infectie beheersingsmaatregelen. Vaak voorkomende HAI's zijn infecties op de operatieplaats, centrale lijn-geassocieerde bloedbaaninfecties, katheter-geassocieerde urineweginfecties en beademings-geassocieerde pneumonie. Verpleegkundigen moeten infectiebeheersing praktijken implementeren, zoals handhygiëne, reiniging en desinfectie van de omgeving, standaard voorzorgsmaatregelen, op overdracht gebaseerde voorzorgsmaatregelen en isolatieprotocollen, om de overdracht van ziekteverwekkers te voorkomen en patiënten, gezondheidswerkers en bezoekers tegen infectie te beschermen.

Valpreventie is een ander cruciaal aspect van de patiëntveiligheid, vooral onder kwetsbare bevolkingsgroepen zoals oudere volwassenen, patiënten met mobiliteitsproblemen en patiënten die medicijnen krijgen die het evenwicht en de coördinatie beïnvloeden. Vallen is een belangrijke oorzaak van letsel en ziekenhuisopname bij patiënten en kan leiden tot ernstige complicaties, waaronder fracturen, hoofdletsel en functionele achteruitgang. Verpleegkundigen moeten patiënten beoordelen op valrisicofactoren, valpreventie-interventies implementeren, zoals bedalarmen, antislipschoenen en mobiliteitshulpmiddelen, en patiënten en zorgverleners voorlichten over valpreventiestrategieën. Verpleegkundigen moeten ook regelmatig valrisicobeoordelingen uitvoeren, valpreventie-interventies documenteren en samenwerken met interdisciplinaire teamleden om problemen met de patiëntveiligheid aan te pakken.

Communicatie en teamwerk zijn essentiële componenten van de patiëntveiligheid, aangezien effectieve communicatie tussen zorgverleners, patiënten en families van cruciaal belang is voor het voorkomen van medische fouten, het coördineren van de zorg en het bevorderen van het welzijn van de patiënt. Verpleegkundigen moeten duidelijk, nauwkeurig en respectvol communiceren met patiënten en families en informatie verstrekken over hun zorgplannen, behandelopties en ontslaginstructies. Verpleegkundigen moeten ook samenwerken met interdisciplinaire teamleden, zoals artsen, apothekers, fysiotherapeuten en maatschappelijk werkers, om ervoor te zorgen dat de behoeften van de patiënt uitgebreid worden aangepakt en dat de zorg veilig en efficiënt wordt verleend. Effectieve communicatiestrategieën omvatten het gebruik van gestandaardiseerde overdracht protocollen, gesloten communicatietechnieken en assertieve communicatievaardigheden om orders te verduidelijken, informatie te bevestigen en zorgen over de patiëntveiligheid te uiten.

Naast het aanpakken van directe zorgen over de patiëntveiligheid, moeten verpleegkundigen ook een cultuur van veiligheid bevorderen binnen hun gezondheidszorgorganisaties, en een omgeving creëren waarin zorgverleners zich op hun gemak voelen bij het melden van fouten, bijna-ongevallen en veiligheidsproblemen zonder angst voor vergelding. De patiëntveiligheidscultuur omvat organisatorische waarden, attitudes, overtuigingen en gedragingen die verband houden met veiligheid, en wordt beïnvloed door factoren zoals leiderschap betrokkenheid, betrokkenheid van het personeel, openheid van communicatie en het veiligheidsklimaat. Verpleegkundigen kunnen bijdragen aan een positieve veiligheidscultuur door het goede voorbeeld te geven, deel te nemen aan veiligheidsinitiatieven en kwaliteitsverbeteringsprojecten, en te pleiten voor beleid en procedures voor patiëntveiligheid. Door samen te werken om prioriteit te geven aan patiëntveiligheid kunnen zorgverleners een veiligere omgeving voor patiënten creëren, de kwaliteit van de zorg verbeteren en het risico op bijwerkingen verminderen.

Samenvattend is patiëntveiligheid een fundamenteel aspect van de verpleegkundige praktijk en gezondheidszorg verlening, en vereist een multidisciplinaire aanpak om medische fouten te voorkomen, bijwerkingen tot een minimum te beperken en het welzijn van patiënten te bevorderen. Verpleegkundigen spelen een centrale rol bij het waarborgen van de patiëntveiligheid door potentiële risico's te identificeren en aan te pakken, op bewijs gebaseerde veiligheidspraktijken te implementeren, te pleiten voor de rechten van patiënten en een veiligheidscultuur binnen hun gezondheidszorgorganisaties te bevorderen. Door prioriteit te geven aan patiëntveiligheid in alle aspecten van de zorgverlening kunnen verpleegkundigen de hoogste normen van professionaliteit, integriteit en uitmuntendheid in hun praktijk handhaven en bijdragen aan veiligere en effectievere gezondheidszorgsystemen voor iedereen.

Communiceren met patiënten

Effectieve communicatie is een hoeksteen van de verpleegkundige praktijk en speelt een cruciale rol bij het opbouwen van therapeutische relaties, het bevorderen van patiëntgerichte zorg en het bereiken van positieve gezondheidsresultaten. Verpleegkundigen fungeren als liaisons tussen patiënten en andere leden van het gezondheidszorgteam, verstrekken informatie, bieden ondersteuning en pleiten voor de behoeften en voorkeuren van patiënten. In dit hoofdstuk onderzoeken we het belang van communicatie met patiënten, de belangrijkste principes van therapeutische communicatie, gemeenschappelijke uitdagingen en barrières, en strategieën voor het verbeteren van communicatieve vaardigheden in de verpleegkundige praktijk.

Communicatie is meer dan alleen het uitwisselen van woorden; het omvat verbale en non-verbale signalen, actief luisteren, empathie en culturele gevoeligheid. Effectieve communicatie houdt in dat informatie duidelijk, nauwkeurig en respectvol wordt overgebracht, terwijl ook aandachtig wordt geluisterd naar de zorgen van patiënten, hun emoties worden gevalideerd en vertrouwen en verstandhouding worden bevorderd. Verpleegkundigen moeten hun communicatieaanpak afstemmen op de unieke behoeften, voorkeuren en culturele achtergrond van elke patiënt, waarbij ze erkennen dat effectieve communicatie essentieel is voor het bevorderen van de veiligheid, tevredenheid en het welzijn van de patiënt.

Een van de belangrijkste doelen van de communicatie met patiënten is het tot stand brengen van een therapeutische relatie, een samenwerkingsverband tussen de verpleegkundige en de patiënt, gebaseerd op vertrouwen, respect en wederzijds begrip. Therapeutische communicatie omvat het creëren van een ondersteunende en niet-oordelende omgeving waarin patiënten zich op hun gemak voelen bij het uiten van hun gedachten, gevoelens en zorgen.

Verpleegkundigen moeten blijk geven van empathie, actieve luistervaardigheden en oprechte interesse in de ervaringen van patiënten, waarbij ze hun emoties valideren en indien nodig geruststelling en aanmoediging bieden. Door een therapeutische relatie tot stand te brengen, kunnen verpleegkundigen een gevoel van partnerschap en empowerment bevorderen, waardoor patiënten actief kunnen deelnemen aan hun zorg en weloverwogen beslissingen kunnen nemen over hun gezondheid.

Duidelijke en effectieve communicatie is essentieel om ervoor te zorgen dat patiënten een grondig inzicht hebben in hun gezondheidstoestand, behandelopties en zorgplannen. Verpleegkundigen moeten duidelijke taal gebruiken en medisch jargon vermijden bij de communicatie met patiënten, waarbij ze complexe concepten moeten opsplitsen in verteerbare informatie die patiënten kunnen begrijpen. Verpleegkundigen moeten op een systematische en georganiseerde manier informatie verstrekken, met behulp van visuele hulpmiddelen, schriftelijk materiaal en andere hulpmiddelen om het begrip te vergroten en belangrijke punten te benadrukken. Patiënten moeten worden aangemoedigd om vragen te stellen, opheldering te zoeken en actief deel te nemen aan discussies over hun zorg, waardoor ze in staat worden gesteld weloverwogen beslissingen te nemen en de verantwoordelijkheid voor hun gezondheid op zich te nemen.

Naast het verstrekken van informatie moeten verpleegkundigen zich ook bezighouden met actief luisteren, een fundamenteel aspect van therapeutische communicatie waarbij volledige aandacht wordt besteed aan en begrip van de verbale en non-verbale signalen van patiënten. Actief luisteren vereist dat verpleegkundigen aanwezig zijn in het moment, zich concentreren op het perspectief van de patiënt en hun oordeel of vooroordelen opschorten. Verpleegkundigen moeten open vragen, reflecterende uitspraken en parafraseringstechnieken gebruiken om patiënten aan te moedigen hun gedachten en gevoelens te delen, onderliggende zorgen te onderzoeken en misverstanden op te helderen. Door actief naar patiënten te luisteren, kunnen verpleegkundigen empathie tonen, hun ervaringen valideren en een vertrouwens- en ondersteunende relatie opbouwen die de therapeutische alliantie versterkt.

Culturele competentie is een ander essentieel aspect van de communicatie met patiënten, vooral in de huidige diverse en multiculturele gezondheidszorg omgeving. Verpleegkundigen moeten de culturele overtuigingen, waarden en praktijken van patiënten met verschillende achtergronden herkennen en respecteren, en hun communicatiestijl en aanpak aanpassen om aan de unieke behoeften van elk individu te voldoen. Culturele competentie omvat het gevoelig zijn voor culturele normen, voorkeuren en communicatiestijlen, evenals het aanpakken van potentiële taalbarrières en het garanderen van toegang tot tolkdiensten wanneer dat nodig is. Verpleegkundigen moeten proberen vertrouwen en een goede verstandhouding op te bouwen met patiënten met verschillende culturele achtergronden, waarbij ze hun perspectieven erkennen en culturele overwegingen integreren in de zorgverlening.

Hoewel effectieve communicatie cruciaal is voor het bevorderen van positieve patiëntresultaten, kunnen verpleegkundigen verschillende uitdagingen en barrières tegenkomen die de communicatie kunnen belemmeren en de therapeutische relatie kunnen belemmeren. Veel voorkomende uitdagingen zijn tijdgebrek, taalbarrières, beperkingen op het gebied van gezondheidsvaardigheden, cognitieve stoornissen, emotionele problemen en culturele verschillen. Verpleegkundigen moeten proactief zijn bij het aanpakken van deze uitdagingen, hun communicatiestrategieën aanpassen en creatieve oplossingen gebruiken om ervoor te zorgen dat patiënten de informatie en ondersteuning krijgen die ze nodig hebben. Dit kan het gebruik van alternatieve communicatiemethoden inhouden, zoals visuele hulpmiddelen, schriftelijk materiaal of tolkdiensten, en het samenwerken met interdisciplinaire teamleden om de behoeften van de patiënt uitgebreid aan te pakken.

Samenvattend is de communicatie met patiënten een fundamenteel aspect van de verpleegkundige praktijk dat essentieel is voor het opbouwen van therapeutische relaties, het bevorderen van patiëntgerichte zorg en het bereiken van positieve gezondheidsresultaten. Effectieve communicatie omvat het duidelijk overbrengen van informatie, actief luisteren, empathie tonen en cultureel gevoelig zijn voor de behoeften en voorkeuren van patiënten. Door prioriteit te geven aan communicatieve vaardigheden en een samenwerking partnerschap met patiënten te bevorderen, kunnen verpleegkundigen de kwaliteit van de zorg verbeteren, de patiënttevredenheid verbeteren en bijdragen aan positieve ervaringen voor patiënten en hun families.

Communiceren met gezinnen

Op het gebied van de verpleging gaat effectieve communicatie verder dan de interactie met patiënten en omvat zij ook de betrokkenheid bij hun families en dierbaren. Gezinnen zijn integrale leden van het zorgteam. Ze bieden ondersteuning, bieden waardevolle inzichten in de voorkeuren en behoeften van patiënten en werken samen met zorgverleners om de levering van hoogwaardige zorg te garanderen. Communiceren met gezinnen vereist gevoeligheid, empathie en culturele competentie, aangezien verpleegkundigen met complexe emoties omgaan, zorgen aanpakken en gedeelde besluitvorming faciliteren. In dit hoofdstuk onderzoeken we het belang van communicatie met gezinnen, de belangrijkste principes van gezinsgerichte zorg, gemeenschappelijke uitdagingen en barrières, en strategieën voor het verbeteren van communicatieve vaardigheden in de verpleegkundige praktijk.

Gezinsgerichte zorg is een filosofie die het belang erkent van het betrekken van gezinnen bij de zorg voor patiënten, vooral degenen die kwetsbaar zijn of niet in staat zijn voor zichzelf op te komen. Gezinsgerichte zorg legt de nadruk op samenwerking, respect en partnerschap tussen zorgverleners en families, met als gedeeld doel het bevorderen van de gezondheid en het welzijn van patiënten. Verpleegkundigen spelen een centrale rol bij het faciliteren van de communicatie en samenwerking met families en dienen als pleitbezorgers, onderwijzers en ondersteuningssystemen voor zowel patiënten als hun dierbaren.

Een van de belangrijkste doelen van de communicatie met gezinnen is het opbouwen van een vertrouwens- en ondersteunende relatie die een open dialoog en wederzijds respect bevordert. Verpleegkundigen moeten een gastvrije en inclusieve omgeving creëren waarin gezinnen zich gewaardeerd, gerespecteerd en in staat gesteld voelen om deel te nemen aan de zorg voor hun dierbaren. Dit houdt in dat we actief luisteren naar de zorgen van gezinnen, hun ervaringen valideren en hun expertise als partners in het gezondheidszorgproces erkennen. Door een band met families op te bouwen, kunnen verpleegkundigen betekenisvolle communicatie mogelijk maken, potentiële conflicten of misverstanden aanpakken en een gedeeld begrip van de behoeften en voorkeuren van patiënten bevorderen.

Duidelijke en effectieve communicatie is essentieel om ervoor te zorgen dat gezinnen de informatie en ondersteuning krijgen die ze nodig hebben om weloverwogen beslissingen te nemen over de zorg voor hun dierbaren. Verpleegkundigen moeten gezinnen voorzien van nauwkeurige, tijdige en begrijpelijke informatie over de diagnoses, behandelplannen, prognose en ontslaginstructies van patiënten. Hierbij kan het gaan om het uitleggen van medische terminologie in gewone taal, het beantwoorden van vragen, het aanpakken van zorgen en het verstrekken van middelen of verwijzingen voor aanvullende ondersteuning. Verpleegkundigen moeten ook gezinnen betrekken bij discussies over zorgplanning, hun inbreng en voorkeuren vragen en met hen samenwerken om geïndividualiseerde zorgplannen te ontwikkelen die aansluiten bij de waarden en doelen van de patiënt.

Naast het verstrekken van informatie moeten verpleegkundigen zich ook bezighouden met actief luisteren en empathische communicatie om de emoties en ervaringen van gezinnen te valideren. Gezinnen kunnen een scala aan emoties ervaren, waaronder angst, angst, verdriet en frustratie, terwijl ze door de complexiteit van het gezondheidszorgsysteem navigeren en hun dierbaren ondersteunen bij ziekte of letsel. Verpleegkundigen moeten blijk geven van empathie, medeleven en gevoeligheid voor de emotionele behoeften van gezinnen, en geruststelling, aanmoediging en steun bieden bij het omgaan met uitdagende omstandigheden. Door actief naar families te luisteren, kunnen verpleegkundigen vertrouwen opbouwen, een goede verstandhouding opbouwen en een therapeutische relatie opbouwen die de samenwerking verbetert en positieve resultaten voor patiënten en hun families mogelijk maakt.

Culturele competentie is een ander essentieel aspect van de communicatie met gezinnen, vooral in de huidige diverse en multiculturele samenleving. Verpleegkundigen moeten de culturele overtuigingen, waarden en praktijken van gezinnen met verschillende achtergronden herkennen en respecteren, en hun communicatiestijl en aanpak aanpassen om aan de unieke behoeften van elk individu te voldoen. Culturele competentie omvat het gevoelig zijn voor culturele normen, voorkeuren en communicatiestijlen, evenals het aanpakken van potentiële taalbarrières en het garanderen van toegang tot tolkdiensten wanneer dat nodig is. Verpleegkundigen moeten proberen vertrouwen en een goede verstandhouding op te bouwen met gezinnen met verschillende culturele achtergronden, waarbij ze hun perspectieven erkennen en culturele overwegingen opnemen in de zorgverlening.

Hoewel effectieve communicatie met families cruciaal is voor het bevorderen van positieve patiëntresultaten, kunnen verpleegkundigen verschillende uitdagingen en barrières tegenkomen die de communicatie kunnen belemmeren en de therapeutische relatie kunnen belemmeren. Gemeenschappelijke uitdagingen zijn onder meer conflicterende prioriteiten, taalbarrières, beperkingen op het gebied van gezondheidsvaardigheden, culturele verschillen en emotionele problemen. Verpleegkundigen moeten proactief zijn bij het aanpakken van deze uitdagingen, hun communicatiestrategieën aanpassen en creatieve oplossingen gebruiken om ervoor te zorgen dat gezinnen de informatie en ondersteuning krijgen die ze nodig hebben. Dit kan het gebruik van alternatieve communicatiemethoden inhouden, zoals visuele hulpmiddelen, schriftelijk materiaal of tolkdiensten, en het samenwerken met interdisciplinaire teamleden om de behoeften van het gezin uitgebreid aan te pakken.

Samenvattend is de communicatie met families een fundamenteel aspect van de verpleegkundige praktijk dat essentieel is voor het opbouwen van samenwerkingsverbanden, het bevorderen van gezinsgerichte zorg en het bereiken van positieve resultaten voor patiënten en hun naasten. Effectieve communicatie omvat het scheppen van vertrouwen, het verstrekken van nauwkeurige en begrijpelijke informatie, het tonen van empathie en culturele competentie, en het actief betrekken van gezinnen bij de zorg voor hun dierbaren. Door prioriteit te geven aan communicatieve vaardigheden en betekenisvolle relaties met families te bevorderen, kunnen verpleegkundigen de kwaliteit van de zorg verbeteren, de tevredenheid van het gezin vergroten en bijdragen aan positieve ervaringen voor patiënten en hun families.

Teamcommunicatie

Effectieve communicatie binnen zorgteams is van cruciaal belang om de levering van veilige, hoogwaardige zorg te garanderen, interdisciplinaire samenwerking te bevorderen en positieve patiëntresultaten te bereiken. Zorgteams bestaan uit diverse professionals met unieke expertise en perspectieven, waaronder verpleegkundigen, artsen, apothekers, therapeuten, maatschappelijk werkers en andere paramedici. Duidelijke, tijdige en respectvolle communicatie tussen teamleden is essentieel voor het coördineren van de zorg, het delen van informatie, het nemen van beslissingen en het tegemoetkomen aan de behoeften van patiënten. In dit hoofdstuk onderzoeken we het belang van teamcommunicatie, de belangrijkste principes van effectieve communicatie, gemeenschappelijke uitdagingen en barrières, en strategieën voor het verbeteren van de communicatieve vaardigheden binnen gezondheidszorgteams.

Het succes van de gezondheidszorg hangt sterk af van het vermogen van interdisciplinaire teams om effectief en efficiënt samen te werken om aan de behoeften van patiënten te voldoen. Teamcommunicatie omvat de uitwisseling van informatie, ideeën en feedback tussen teamleden, met als doel gedeelde doelstellingen te bereiken en optimale patiëntenzorg te bieden. Effectieve teamcommunicatie vereist actief luisteren, heldere van meningsuiting, wederzijds respect en de bereidheid om samen te werken en compromissen te sluiten voor het grotere goed van de patiënt.

Een van de belangrijkste doelen van teamcommunicatie is ervoor te zorgen dat alle leden van het zorgteam op de hoogte zijn van en op de hoogte zijn van de toestand van de patiënt, de behandelplannen en de zorgbehoeften. Dit omvat het tijdig en nauwkeurig delen van relevante informatie, zoals patiëntbeoordelingen, testresultaten, medicatiebestellingen en zorgplannen. Verpleegkundigen spelen een cruciale rol bij het faciliteren van de communicatie tussen teamleden, fungeren als contactpersoon tussen patiënten, families en andere zorgverleners en zorgen ervoor dat informatie effectief en alomvattend wordt gecommuniceerd.

Effectieve teamcommunicatie impliceert ook actieve deelname en betrokkenheid van alle teamleden, ongeacht hun rol of ervaringsniveau. Teamleden moeten worden aangemoedigd om hun perspectieven te delen, vragen te stellen, zorgen te uiten en op een collaboratieve en respectvolle manier bij te dragen aan besluitvormingsprocessen. Verpleegkundigen kunnen actieve deelname binnen gezondheidszorgteams bevorderen door een cultuur van openheid, vertrouwen en psychologische veiligheid te bevorderen, waarin alle leden zich gewaardeerd, ondersteund en bevoegd voelen om hun expertise en inzichten bij te dragen.

Duidelijke en beknopte communicatie is essentieel om ervoor te zorgen dat teamleden de berichten begrijpen en er effectief naar handelen. Verpleegkundigen moeten taal gebruiken die geschikt is voor het publiek en medisch jargon en complexe terminologie vermijden die voor anderen verwarrend of ontoegankelijk kan zijn. Communicatie moet worden afgestemd op de behoeften en voorkeuren van individuele teamleden, waarbij rekening wordt gehouden met factoren zoals taalvaardigheid, culturele achtergrond en professionele expertise. Verpleegkundigen moeten ook een verscheidenheid aan communicatiemethoden gebruiken, zoals persoonlijke ontmoetingen, schriftelijke documentatie, elektronische communicatieplatforms en telefoongesprekken, om informatie efficiënt en nauwkeurig over te brengen.

Naast het delen van informatie omvat effectieve teamcommunicatie actief luisteren, empathie en respect voor verschillende perspectieven. Verpleegkundigen moeten aandachtig luisteren naar de inbreng van andere teamleden, proberen hun standpunten en zorgen te begrijpen, en bedachtzaam en respectvol reageren. Actieve luistertechnieken, zoals parafraseren, samenvatten en verhelderende vragen stellen, kunnen ervoor zorgen dat berichten nauwkeurig worden geïnterpreteerd en begrepen door alle teamleden. Verpleegkundigen moeten ook empathie en medeleven tonen tegenover collega's, de uitdagingen en druk waarmee zij in hun functie te maken kunnen krijgen, erkennen en indien nodig steun en aanmoediging bieden.

Culturele competentie is een ander essentieel aspect van teamcommunicatie, vooral in de huidige diverse en multiculturele gezondheidszorg omgeving. Verpleegkundigen moeten de culturele overtuigingen, waarden en communicatiestijlen van hun collega's met verschillende achtergronden herkennen en respecteren, en hun communicatieaanpak aanpassen om inclusiviteit en begrip te bevorderen. Culturele competentie omvat het gevoelig zijn voor culturele normen, voorkeuren en perspectieven, maar ook het aanpakken van potentiële taalbarrières en het garanderen van toegang tot tolkdiensten wanneer dat nodig is. Verpleegkundigen moeten ernaar streven om binnen gezondheidszorgteams een cultureel responsieve omgeving te creëren, waarin alle leden zich gewaardeerd, gerespecteerd en bevoegd voelen om hun unieke inzichten en expertise bij te dragen.

Hoewel effectieve teamcommunicatie cruciaal is voor het bevorderen van samenwerking en het bereiken van positieve patiëntresultaten, kunnen zorgteams met verschillende uitdagingen en barrières worden geconfronteerd die de communicatie en teamwerk kunnen belemmeren. Gemeenschappelijke uitdagingen zijn onder meer hiërarchische structuren, machtsverschillen, conflicterende prioriteiten, tijdsdruk en beperkte middelen. Verpleegkundigen moeten proactief zijn bij het aanpakken van deze uitdagingen en pleiten voor strategieën en initiatieven die open communicatie, wederzijds respect en gedeelde besluitvorming binnen zorgteams bevorderen. Dit kan het implementeren van interdisciplinaire rondes, teamhuddles of gestructureerde communicatiemiddelen, zoals SBAR (Situatie, Achtergrond, Beoordeling, Aanbeveling), inhouden om de communicatieprocessen te verbeteren en de teamprestaties te verbeteren.

Samenvattend is teamcommunicatie een fundamenteel aspect van de gezondheidszorg verlening dat essentieel is voor het bevorderen van samenwerking, het waarborgen van patiëntveiligheid en het bereiken van positieve resultaten voor patiënten en hun families. Effectieve teamcommunicatie omvat het delen van informatie, het bevorderen van actieve deelname, aandachtig luisteren, het tonen van empathie en respect, en het bevorderen van culturele competentie binnen zorgteams. Verpleegkundigen spelen een centrale rol bij het faciliteren van de communicatie tussen teamleden en dienen als pleitbezorgers, onderwijzers en leiders bij het bevorderen van een cultuur van effectieve communicatie en teamwerk. Door prioriteit te geven aan communicatieve vaardigheden en een samenwerkingsomgeving binnen gezondheidszorgteams te bevorderen, kunnen verpleegkundigen bijdragen aan een betere patiëntenzorg, beter teamwerk en een grotere werktevredenheid onder de teamleden.

Professionele uitstraling en gedrag

Professionaliteit is een fundamenteel aspect van de verpleegkundige praktijk en omvat niet alleen klinische vaardigheden en kennis, maar ook uiterlijk en gedrag. Het professionele uiterlijk en gedrag van een verpleegkundige straalt competentie, geloofwaardigheid en respect uit voor patiënten, collega's en de beroepsgroep als geheel. In dit hoofdstuk onderzoeken we het belang van het handhaven van een professionele uitstraling en professioneel gedrag in de verpleegkundige praktijk en bespreken we de belangrijkste overwegingen voor verpleegkundigen bij het presenteren van zichzelf op een manier die professionaliteit weerspiegelt en de patiëntenzorg verbetert.

Het uiterlijk van een verpleegkundige is vaak de eerste indruk die patiënten en collega's van hen krijgen, en kan de perceptie van competentie, betrouwbaarheid en betrouwbaarheid aanzienlijk beïnvloeden. Het behouden van een professionele uitstraling impliceert het naleven van kledingvoorschriften, verzorgingsnormen en persoonlijke hygiënepraktijken die de waarden en verwachtingen van het beroep van verpleegkundige weerspiegelen. Verpleegkundigen moeten zich kleden in schone, nette en passende kleding die bevorderlijk is voor het bieden van veilige en effectieve patiëntenzorg, waarbij het institutionele beleid en de professionele normen met betrekking tot kleding en uiterlijk worden nageleefd.

Uniformen zijn een gemeenschappelijk kenmerk van verpleegkledij en dienen als een symbool van professionaliteit en autoriteit. Verpleegkundigen moeten schone en goed passende uniformen dragen die geschikt zijn voor hun rol en omgeving, en ervoor zorgen dat zij een verzorgd en professioneel imago uitstralen naar patiënten en collega's. Uniformen moeten vrij zijn van rimpels, vlekken en overmatige versieringen, met badges of naamplaatjes die duidelijk zichtbaar zijn om de verpleegkundige bij naam en inloggegevens te identificeren. Verpleegkundigen moeten zich ook houden aan normen van bescheidenheid en professionaliteit bij de keuze van onderkleding en accessoires, en kleding vermijden die overdreven onthullend, afleidend of aanstootgevend is.

Persoonlijke hygiëne is een ander essentieel aspect van de professionele uitstraling dat de toewijding van een verpleegkundige aan patiëntenzorg en veiligheid weerspiegelt. Verpleegkundigen moeten goede persoonlijke hygiënepraktijken hanteren, inclusief regelmatig baden, verzorgen en mondverzorging, om een schone en professionele uitstraling te geven aan patiënten en collega's. Dit omvat het schoonhouden van het haar, netjes gestyled en weg van het gezicht, evenals het onderhouden van geknipte nagels en het beoefenen van goede handhygiëne. Parfums, colognes en andere geurproducten moeten spaarzaam worden gebruikt of helemaal worden vermeden om allergische reacties of gevoeligheden bij patiënten en collega's te voorkomen.

Naast het behouden van een professionele uitstraling moeten verpleegkundigen ook blijk geven van professionaliteit in hun gedrag en interacties met anderen. Professioneel gedrag omvat een reeks kwaliteiten en eigenschappen, waaronder integriteit, verantwoordelijkheid, betrouwbaarheid en ethisch gedrag. Verpleegkundigen moeten zich gedragen op een manier die de waarden en normen van het beroep van verpleegkundige hoog houdt, en patiënten, collega's en anderen te allen tijde met waardigheid, respect en mededogen behandelen.

Communicatieve vaardigheden zijn een cruciaal onderdeel van professioneel gedrag, aangezien effectieve communicatie essentieel is voor het opbouwen van een band met patiënten, het samenwerken met collega's en het bevorderen van positieve resultaten in de gezondheidszorg. Verpleegkundigen moeten duidelijk, hoffelijk en respectvol communiceren met patiënten en collega's, waarbij ze taal gebruiken die geschikt is voor het publiek en de context. Dit omvat onder meer actief luisteren naar de zorgen van patiënten, het tijdig aanpakken van vragen en zorgen, en het bepleiten van de behoeften en voorkeuren van patiënten.

Professioneel gedrag omvat ook het tonen van culturele competentie en gevoeligheid voor de uiteenlopende behoeften en achtergronden van patiënten en collega's. Verpleegkundigen moeten ernaar streven de culturele overtuigingen, waarden en praktijken van individuen met verschillende culturele, etnische en sociaal-economische achtergronden te begrijpen en te respecteren, en hun communicatiestijl en aanpak aanpassen om aan de unieke behoeften van elk individu te voldoen. Dit houdt onder meer in dat je rekening moet houden met culturele normen met betrekking tot persoonlijke ruimte, aanraking, oogcontact en andere non-verbale signalen die per cultuur kunnen verschillen.

Ethisch gedrag is een ander essentieel aspect van professioneel gedrag in de verpleegkundige praktijk, omdat verpleegkundigen verantwoordelijk zijn voor het welzijn en de veiligheid van hun patiënten. Verpleegkundigen moeten zich houden aan ethische principes en professionele praktijknormen, waaronder het handhaven van de vertrouwelijkheid van de patiënt, het respecteren van autonomie en geïnformeerde toestemming, en het bepleiten van de rechten en belangen van patiënten. Verpleegkundigen moeten ook eerlijkheid, integriteit en transparantie tonen in hun interacties met patiënten, collega's en anderen, fouten of vergissingen erkennen en passende stappen ondernemen om deze aan te pakken.

Samenvattend is het handhaven van een professionele uitstraling en professioneel gedrag essentieel voor verpleegkundigen bij het bieden van veilige, effectieve en meelevende zorg aan patiënten. Het uiterlijk van een verpleegkundige straalt professionaliteit, competentie en respect uit voor patiënten en collega's, terwijl professioneel gedrag integriteit, verantwoordelijkheid en ethisch gedrag weerspiegelt. Door normen op het gebied van kleding, verzorging, persoonlijke hygiëne en gedrag hoog te houden die aansluiten bij de waarden en verwachtingen van het beroep van verpleegkundige, kunnen verpleegkundigen hun professionele geloofwaardigheid vergroten, vertrouwen en een goede verstandhouding opbouwen met patiënten en collega's, en bijdragen aan positieve resultaten in de gezondheidszorg.

Timemanagement en organisatie

Tijdmanagement en organisatie zijn essentiële vaardigheden die verpleegkundigen moeten beheersen om efficiënte en effectieve patiëntenzorg te bieden, taken te prioriteren en een gezond evenwicht tussen werk en privéleven te behouden. In de snelle en veeleisende omgeving van de gezondheidszorg moeten verpleegkundigen hun tijd effectief kunnen beheren, middelen efficiënt kunnen toewijzen en zich kunnen aanpassen aan veranderende prioriteiten om aan de behoeften van hun patiënten en interdisciplinaire teamleden te voldoen. In dit hoofdstuk zullen we strategieën verkennen voor het verbeteren van tijdmanagement- en organisatievaardigheden in de verpleegkundige praktijk, waaronder het stellen van prioriteiten, het maken van schema's, het delegeren van taken en het omgaan met onderbrekingen.

Het stellen van prioriteiten is een cruciale eerste stap in effectief tijdmanagement en -organisatie voor verpleegkundigen. Prioritering houdt in dat de belangrijkste en urgentste taken worden geïdentificeerd die moeten worden voltooid en dat de tijd en middelen dienovereenkomstig worden toegewezen. Verpleegkundigen moeten kritische denkvaardigheden en klinisch oordeel gebruiken om prioriteit te geven aan patiëntenzorgactiviteiten op basis van de scherpte van de toestand van de patiënt, de complexiteit van hun zorgbehoeften en de kans op nadelige gevolgen. Hierbij kan het gaan om het beoordelen van patiënten, het beoordelen van hun behoeften en het bepalen van de volgorde waarin taken moeten worden uitgevoerd om de veiligheid en het welzijn van de patiënt te garanderen.

Door schema's en routines te maken, kunnen verpleegkundigen tijdens hun diensten georganiseerd en gefocust blijven. Verpleegkundigen moeten dagelijkse of ploegendienstspecifieke schema's ontwikkelen waarin de belangrijkste taken, verantwoordelijkheden en deadlines worden beschreven, waardoor flexibiliteit en aanpassing mogelijk is als dat nodig is. Dit kan het gebruik van tools zoals planners, kalenders of elektronische planningssoftware inhouden om afspraken, vergaderingen en klinische taken te beheren. Verpleegkundigen moeten ook tijd vrijmaken voor pauzes, maaltijden en zelfzorgactiviteiten om burn-out te voorkomen en het fysieke en emotionele welzijn te behouden.

Het delegeren van taken is een ander belangrijk aspect van tijdmanagement en -organisatie voor verpleegkundigen, vooral in omgevingen met grote aantallen patiënten of complexe zorgbehoeften. Delegatie houdt in dat taken worden toegewezen aan de juiste teamleden op basis van hun vaardigheden, opleiding en competentie, terwijl de verantwoordelijkheid voor de uitkomsten van de zorg behouden blijft. Verpleegkundigen moeten bij het delegeren van taken duidelijk en respectvol met collega's communiceren en duidelijke instructies, verwachtingen en tijdlijnen geven om ervoor te zorgen dat taken veilig en effectief worden uitgevoerd. Gedelegeerde taken kunnen routinematige patiëntenzorgactiviteiten omvatten, zoals monitoring van vitale functies, medicatietoediening of hygiënehulp, maar ook niet-klinische taken, zoals het aanleggen van voorraden of het documenteren van patiëntgegevens.

Het omgaan met onderbrekingen is een veel voorkomende uitdaging voor verpleegkundigen en kan de workflow verstoren, de stress vergroten en de veiligheid van de patiënt in gevaar brengen. Verpleegkundigen moeten strategieën ontwikkelen voor het minimaliseren en beheersen van onderbrekingen om de focus en concentratie op essentiële taken te behouden. Hierbij kan het gaan om het stellen van grenzen met collega's, patiënten en bezoekers, zoals het aanwijzen van specifieke tijden voor onderbrekingen of het doorsturen van niet-dringende vragen naar de juiste kanalen. Verpleegkundigen moeten ook assertieve communicatietechnieken oefenen, zoals het gebruik van 'time-outs' of 'gesloten-deur'-beleid, om onderbrekingen proactief en assertief aan te pakken en er tegelijkertijd voor te zorgen dat aan de behoeften van de patiënt wordt voldaan.

Het gebruik van technologie en automatisering kan de workflow stroomlijnen en de efficiëntie in de verpleegpraktijk verbeteren. Verpleegkundigen moeten zich vertrouwd maken met systemen voor elektronische medische dossiers (EPD), communicatieplatforms en andere technologische hulpmiddelen die in hun gezondheidszorgomgeving worden gebruikt om de patiëntenzorg te documenteren, met collega's te communiceren en snel en nauwkeurig toegang te krijgen tot informatie. Automatiseringstools, zoals medicatie-uitgiftesystemen, barcodescanning en elektronische herinneringen, kunnen verpleegkundigen helpen fouten te verminderen, tijd te besparen en taken effectief te prioriteren. Verpleegkundigen moeten op de hoogte blijven van de ontwikkelingen in de gezondheidszorgtechnologie en deelnemen aan training- en onderwijsprogramma's om hun vaardigheid met digitale hulpmiddelen en systemen te vergroten.

Het handhaven van een overzichtelijke en georganiseerde werkomgeving kan bijdragen aan een beter tijdbeheer en een betere organisatie van verpleegkundigen. Verpleegkundigen moeten de werkruimte schoon, netjes en goed georganiseerd houden, waarbij essentiële benodigdheden, apparatuur en middelen direct toegankelijk en gemakkelijk herkenbaar zijn. Dit kan het implementeren van opslagsystemen inhouden, het labelen van planken en laden, en het regelmatig opruimen van werkruimtes om afleiding te voorkomen en een efficiënte workflow te vergemakkelijken. Verpleegkundigen moeten ook systemen ontwikkelen voor het beheer van papierwerk, documentatie en andere administratieve taken, zoals het gebruik van archiefsystemen, elektronische sjablonen of checklists om georganiseerd en op koers te blijven.

Ten slotte is zelfzorg essentieel voor verpleegkundigen om de veerkracht te behouden, burn-out te voorkomen en hun welzijn op de lange termijn te behouden. Verpleegkundigen moeten prioriteit geven aan zelfzorgactiviteiten, zoals lichaamsbeweging, ontspanningstechnieken, hobby's en sociale contacten, om buiten de werkuren op te laden en te verjongen. Dit kan het stellen van grenzen tussen werk en privéleven inhouden, het beoefenen van mindfulness of meditatie, het zoeken naar steun van collega's of mentoren, en het verkrijgen van toegang tot middelen voor geestelijke gezondheid en welzijn. Door te investeren in zelfzorg kunnen verpleegkundigen hun vermogen vergroten om tijd en stress effectief te beheren, de productiviteit en werktevredenheid op peil te houden en hoogwaardige zorg aan hun patiënten te bieden.

Samenvattend zijn tijdmanagement en organisatie essentiële vaardigheden voor verpleegkundigen om de workflow te optimaliseren, taken te prioriteren en de efficiëntie en effectiviteit van de patiëntenzorg te behouden. Door prioriteiten te stellen, schema's te maken, taken te delegeren, onderbrekingen te beheersen, technologie te gebruiken, een georganiseerde werkomgeving te onderhouden en aan zelfzorg te doen, kunnen verpleegkundigen hun vermogen vergroten om tijd en middelen effectief te beheren, stress en burn-out te minimaliseren en veilige, meelevende zorg te bieden. en hoogwaardige zorg voor hun patiënten.

Ethiek in de verpleegkunde

Ethiek zijn de morele principes die het gedrag en de besluitvorming van individuen en professionals in hun interacties met anderen sturen. In de verpleegkunde zijn ethische overwegingen van het grootste belang, aangezien verpleegkundigen de zorg en het welzijn van patiënten toevertrouwd hebben en gebonden zijn aan ethische codes en praktijknormen. Ethische dilemma's komen veel voor in de verpleegkundige praktijk en kunnen ontstaan in situaties waarin sprake is van tegenstrijdige waarden, belangen of verplichtingen. In dit hoofdstuk onderzoeken we het belang van ethiek in de verpleegkunde, de belangrijkste ethische principes, algemene ethische dilemma's en strategieën voor ethische besluitvorming in de verpleegkundige praktijk.

Ethiek speelt een centrale rol in de verpleegkundige praktijk en begeleidt verpleegkundigen in hun interacties met patiënten, families, collega's en gemeenschappen. Van verpleegkundigen wordt verwacht dat zij in alle aspecten van hun praktijk ethische principes hooghouden, zoals respect voor autonomie, weldadigheid, niet-schadelijkheid, rechtvaardigheid, waarheidsgetrouwheid en trouw. Respect voor autonomie impliceert het respecteren van de rechten van patiënten om weloverwogen beslissingen te nemen over hun zorg en behandeling, inclusief hun recht om behandeling te weigeren of deel te nemen aan beslissingen over hun zorg. Weldadigheid verwijst naar de plicht om in het beste belang van patiënten te handelen, hun welzijn te bevorderen en voor hun behoeften te pleiten. Nonmaleficence houdt de verplichting in om patiënten geen schade te berokkenen en handelingen te vermijden die schade kunnen veroorzaken of hun toestand kunnen verergeren. Rechtvaardigheid vereist een eerlijke en rechtvaardige verdeling van de gezondheidszorgmiddelen en toegang tot zorg, waarbij ervoor wordt gezorgd dat alle patiënten de zorg krijgen die ze nodig hebben, ongeacht hun achtergrond of omstandigheden. Waarheid houdt in dat u eerlijk en waarheidsgetrouw bent in alle communicatie met patiënten, collega's en anderen, waarbij u hun recht op nauwkeurige informatie respecteert. Trouw verwijst naar de plicht om professionele verplichtingen na te komen, inclusief het handhaven van de vertrouwelijkheid, het respecteren van professionele grenzen en het handelen met integriteit en eerlijkheid in alle interacties.

Ethische dilemma's komen veel voor in de verpleegkundige praktijk en kunnen ontstaan in situaties waarin sprake is van tegenstrijdige waarden, belangen of verplichtingen. Veel voorkomende ethische dilemma's in de verpleegkunde zijn onder meer kwesties die verband houden met geïnformeerde toestemming, zorg rond het levenseinde, vertrouwelijkheid, belangenverstrengeling, toewijzing van middelen en professionele grenzen. Verpleegkundigen moeten met gevoeligheid, empathie en professionaliteit door deze dilemma's navigeren, waarbij ze de behoeften en voorkeuren van patiënten in evenwicht brengen met ethische principes en wettelijke verplichtingen. Ethische besluitvorming in de verpleegkunde omvat een systematisch proces van het identificeren van ethische kwesties, het verzamelen van relevante informatie, het overwegen van alternatieve handelwijzen, het evalueren van de mogelijke consequenties en het nemen van een beslissing die ethisch verantwoord en moreel verdedigbaar is. Verpleegkundigen moeten advies inwinnen bij ethische codes, praktijknormen, institutioneel beleid en interdisciplinaire teamleden wanneer ze worden geconfronteerd met ethische dilemma's, waarbij ze indien nodig collega's, ethici of andere experts moeten raadplegen om ervoor te zorgen dat beslissingen geïnformeerd en doordacht zijn en in lijn zijn met ethische principes. .

Naast individuele ethische besluitvorming hebben verpleegkundigen ook de verantwoordelijkheid om te pleiten voor ethische praktijken en beleid binnen hun gezondheidszorgorganisaties en -gemeenschappen. Verpleegkundigen kunnen bijdragen aan ethisch leiderschap en een organisatiecultuur door transparantie, verantwoordelijkheid en integriteit in alle aspecten van de gezondheidszorg te bevorderen. Dit kan deelname aan ethische commissies, kwaliteitsverbeteringsinitiatieven of beleidsontwikkelingsprocessen inhouden om ethische kwesties aan te pakken en ethische praktijknormen te bevorderen. Verpleegkundigen moeten zich ook bezighouden met permanente educatie en professionele ontwikkelingsactiviteiten om hun begrip van ethische kwesties en principes te vergroten, op de hoogte te blijven van de vooruitgang in de gezondheidszorgethiek en bij te dragen aan het ethische discours binnen het beroep van verpleegkundige.

Ethiek in de verpleging gaat verder dan individuele acties en omvat de bredere sociale, culturele en politieke context waarin gezondheidszorg wordt verleend. Verpleegkundigen hebben de verantwoordelijkheid om te pleiten voor sociale rechtvaardigheid, gelijkheid en mensenrechten, om systemische belemmeringen voor de gezondheid aan te pakken en de toegang tot kwaliteitszorg voor alle individuen en gemeenschappen te bevorderen. Hierbij kan het gaan om het bepleiten van gezondheidszorgbeleid dat sociale determinanten van de gezondheid aanpakt, zoals armoede, discriminatie en ongelijkheid, en het uitdagen van praktijken of beleid die ongelijkheden of onrechtvaardigheden in de gezondheidszorg in stand houden. Verpleegkundigen moeten zich inzetten voor belangenbehartiging die ethische principes en waarden bevorderen, en samenwerken met interdisciplinaire teamleden, gemeenschapsorganisaties, beleidsmakers en andere belanghebbenden om positieve veranderingen teweeg te brengen en de gezondheid en het welzijn van individuen en bevolkingsgroepen te bevorderen.

Samenvattend is ethiek van fundamenteel belang voor de verpleegkundige praktijk en is het een leidraad voor verpleegkundigen in hun interacties met patiënten, collega's en gemeenschappen. Ethische principes zoals respect voor autonomie, weldadigheid, niet-schadelijkheid, rechtvaardigheid, waarheidsgetrouwheid en trouw vormen de basis voor de beslissingen en handelingen van verpleegkundigen in alle aspecten van hun praktijk. Ethische dilemma's komen vaak voor in de verpleegkunde en vereisen zorgvuldige overweging, reflectie en overleg met collega's en experts om ervoor te zorgen dat beslissingen ethisch verantwoord en moreel verdedigbaar zijn. Verpleegkundigen hebben de verantwoordelijkheid om te pleiten voor ethische praktijken en beleid binnen hun organisaties en gemeenschappen, en daarbij transparantie, verantwoordelijkheid en sociale rechtvaardigheid in de gezondheidszorg te bevorderen. Door ethische principes en waarden hoog te houden, kunnen verpleegkundigen aan hun professionele verplichtingen voldoen, het vertrouwen van patiënten en collega's behouden en bijdragen aan positieve resultaten in de patiëntenzorg en de gezondheidszorg.

Bedmanieren

Manier aan het bed verwijst naar de manier waarop zorgprofessionals omgaan met patiënten tijdens klinische ontmoetingen, vooral in het ziekenhuis of in een klinische omgeving. Het omvat verbale en non-verbale communicatie, empathie, mededogen en interpersoonlijke vaardigheden, die allemaal bijdragen aan de algehele patiëntervaring en tevredenheid met de zorg. Een positieve houding aan het bed is essentieel voor het opbouwen van vertrouwen, het verlichten van angst en het bevorderen van genezende relaties tussen patiënten en zorgverleners. In dit hoofdstuk onderzoeken we het belang van omgangsvormen aan het bed in de verpleegkundige praktijk, de belangrijkste elementen van effectieve omgangsvormen aan het bed en strategieën om de vaardigheden op het gebied van omgangsvormen aan het bed te verbeteren.

De houding van een verpleegkundige aan het bed speelt een cruciale rol bij het vormgeven van de zorgperceptie van de patiënt en zijn algehele ervaring in de gezondheidszorg. Patiënten herinneren zich vaak net zo goed hoe ze door zorgverleners werden behandeld als de medische interventies die ze kregen. Een meelevende en empathische houding aan het bed kan een diepgaande invloed hebben op de tevredenheid van de patiënt, het vertrouwen en de naleving van behandelplannen. Omgekeerd kan een gebrek aan empathie of slechte communicatie leiden tot gevoelens van frustratie, angst en ontevredenheid bij patiënten, waardoor de therapeutische relatie wordt ondermijnd en herstel wordt belemmerd.

Effectieve omgangsvormen aan het bed worden gekenmerkt door warmte, empathie en respect voor de waardigheid en autonomie van de patiënt. Verpleegkundigen moeten elke ontmoeting met een patiënt benaderen met een oprecht verlangen om hun zorgen, angsten en voorkeuren te begrijpen en aan te pakken. Dit houdt in dat we actief luisteren naar de perspectieven van patiënten, hun emoties erkennen en hun ervaringen valideren, zelfs wanneer ze met uitdagende situaties worden geconfronteerd of moeilijk nieuws brengen. Verpleegkundigen moeten ernaar streven een ondersteunende en niet-oordelende omgeving te creëren waarin patiënten zich op hun gemak voelen bij het uiten van hun behoeften, het stellen van vragen en het actief deelnemen aan hun zorg.

Communicatie is een hoeksteen van effectieve omgangsvormen aan het bed en omvat zowel verbale als non-verbale aspecten van interactie. Verpleegkundigen moeten duidelijk, beknopt en respectvol met patiënten communiceren, waarbij ze taal gebruiken die past bij het begripsniveau en de culturele achtergrond van het individu. Hierbij kan het gaan om het gebruik van duidelijke taal, het vermijden van medisch jargon en het geven van stapsgewijze uitleg om het begrip te vergroten. Verpleegkundigen moeten ook aandacht besteden aan non-verbale signalen, zoals gezichtsuitdrukkingen, lichaamstaal en toon van de stem, die empathie, geruststelling en begrip kunnen overbrengen op patiënten.

Empathie is een belangrijk onderdeel van de omgangsvormen aan het bed, waarbij sprake is van het vermogen om de gevoelens van iemand anders te begrijpen en te delen. Verpleegkundigen moeten ernaar streven zich in te leven in de emoties, perspectieven en ervaringen van patiënten, waarbij ze medeleven en gevoeligheid tonen voor hun fysieke, emotionele en spirituele behoeften. Dit kan het uiten van empathie inhouden door actief te luisteren, de emoties van de patiënt te valideren en woorden van troost of aanmoediging aan te bieden. Empathische communicatie kan ervoor zorgen dat patiënten zich gehoord, begrepen en gesteund voelen in tijden van ziekte, pijn of angst, waardoor het vertrouwen en de verstandhouding tussen patiënten en verpleegkundigen wordt bevorderd.

Respect voor de autonomie en waardigheid van patiënten is een ander essentieel aspect van de omgang aan het bed. Verpleegkundigen moeten de rechten van patiënten erkennen en handhaven om weloverwogen beslissingen te nemen over hun zorg, behandeling en voorkeuren. Hierbij kan het gaan om het bespreken van behandelingsopties, risico's en voordelen met patiënten, het vragen naar hun inbreng en voorkeuren, en het betrekken van hen bij zorgplanning en besluitvormingsprocessen. Verpleegkundigen moeten ook de culturele overtuigingen, waarden en persoonlijke grenzen van patiënten respecteren en hun benadering van communicatie en zorg aanpassen aan individuele verschillen en voorkeuren.

Compassie vormt de kern van een effectieve manier van werken aan het bed, waardoor verpleegkundigen hun uiterste best doen om patiënten troost, ondersteuning en aanmoediging te bieden in tijden van nood. Compassionate care omvat het tonen van vriendelijkheid, begrip en aandacht voor de behoeften van patiënten, ongeacht hun medische toestand of omstandigheden. Dit kan inhouden dat u een geruststellende aanraking moet bieden, bij patiënten moet zitten tijdens momenten van nood, of emotionele steun moet bieden aan patiënten en hun families. Verpleegkundigen moeten ernaar streven een pleitbezorger voor patiënten te zijn, hen in staat te stellen hun zorgen te uiten, hun rechten te doen gelden en actief deel te nemen aan beslissingen over hun zorg.

Samenvattend is de houding aan het bed een cruciaal onderdeel van de verpleegkundige praktijk, dat communicatie, empathie, respect en compassie in de interactie met patiënten omvat. Een positieve houding aan het bed is essentieel voor het opbouwen van vertrouwen, het verlichten van angst en het bevorderen van genezende relaties tussen patiënten en verpleegkundigen. Door warmte, empathie en respect voor de autonomie en waardigheid van patiënten te tonen, kunnen verpleegkundigen de patiëntervaring verbeteren, de naleving van behandelplannen bevorderen en bijdragen aan positieve resultaten in de gezondheidszorg. Investeren in vaardigheden aan het bed door middel van onderwijs, training en zelfreflectie kan verpleegkundigen helpen een medelevende en patiëntgerichte benadering van de zorg te cultiveren waar zowel patiënten als zorgverleners baat bij hebben.

Respect voor de privacy van patiënten

Het respecteren van de privacy van patiënten is een fundamenteel aspect van de verpleegkundige praktijk dat de rechten van patiënten op vertrouwelijkheid, autonomie en waardigheid hoog houdt. Verpleegkundigen zijn belast met gevoelige en vertrouwelijke informatie over de gezondheid van patiënten, de medische geschiedenis en persoonlijke omstandigheden, en moeten stappen ondernemen om deze informatie te beschermen tegen ongeoorloofde openbaarmaking of misbruik. Het respecteren van de privacy van patiënten omvat het handhaven van de vertrouwelijkheid, het beveiligen van beschermde gezondheidsinformatie (PHI) en het naleven van ethische en wettelijke normen met betrekking tot privacy en vertrouwelijkheid in de gezondheidszorg. In dit hoofdstuk onderzoeken we het belang van het respecteren van de privacy van patiënten, de belangrijkste principes van de vertrouwelijkheid van patiënten, gemeenschappelijke uitdagingen en overwegingen, en strategieën voor het bevorderen van privacy in de verpleegkundige praktijk.

Vertrouwelijkheid is een hoeksteen van de privacy van patiënten en beschermt de rechten van patiënten op controle over de toegang tot hun persoonlijke gezondheidsinformatie. Verpleegkundigen hebben de plicht om de vertrouwelijkheid van patiëntinformatie te handhaven en ervoor te zorgen dat deze alleen voor legitieme doeleinden aan bevoegde personen wordt bekendgemaakt. Dit omvat het beschermen van de medische dossiers, testresultaten, behandelplannen en andere PHI van patiënten tegen ongeoorloofde toegang, gebruik of openbaarmaking. Verpleegkundigen mogen alleen toegang krijgen tot patiëntinformatie op basis van 'need-to-know' en moeten voorzorgsmaatregelen nemen om onbedoelde of opzettelijke inbreuken op de vertrouwelijkheid te voorkomen.

Het beveiligen van beschermde gezondheidsinformatie (PHI) is essentieel voor het beschermen van de privacy van patiënten en het voorkomen van ongeoorloofde toegang of openbaarmaking van gevoelige informatie. Verpleegkundigen moeten het institutionele beleid en de procedures volgen voor het handhaven van de veiligheid en vertrouwelijkheid van PHI, inclusief het gebruik van veilige elektronische systemen, met een wachtwoord beveiligde apparaten en encryptiemethoden om patiëntgegevens te beschermen tegen ongeoorloofde toegang of diefstal. Verpleegkundigen moeten ook waakzaam zijn over het beschermen van fysieke documenten en materialen die PHI bevatten, zoals medische dossiers, grafieken en rapporten, door ze op te slaan in afgesloten kasten of op beveiligde locaties en ze op de juiste manier weg te gooien als ze niet langer nodig zijn.

Het naleven van ethische en wettelijke normen met betrekking tot privacy en vertrouwelijkheid is een professionele verantwoordelijkheid voor verpleegkundigen. Verpleegkundigen zijn gebonden aan ethische codes, zoals de Code of Ethics van de American Nurses Association (ANA), die het belang benadrukken van het respecteren van de vertrouwelijkheid van patiënten en de privacyrechten. Verpleegkundigen moeten ook voldoen aan federale en staatswetten, zoals de Health Insurance Portability and Accountability Act (HIPAA), die normen vaststelt voor de bescherming van PHI en boetes oplegt voor ongeoorloofde openbaarmaking of misbruik van patiëntinformatie. Verpleegkundigen moeten zich vertrouwd maken met de relevante wetten, regelgeving en institutioneel beleid met betrekking tot privacy en vertrouwelijkheid in de gezondheidszorg en advies inwinnen bij supervisors of juridische experts als ze niet zeker weten hoe ze met gevoelige situaties of informatie moeten omgaan.

Het handhaven van professionele grenzen is essentieel voor het behoud van de privacy van patiënten en het vermijden van belangenconflicten of ongepaste relaties. Verpleegkundigen moeten duidelijke grenzen stellen met patiënten, collega's en anderen om de professionaliteit te behouden en de ethische praktijknormen hoog te houden. Dit kan inhouden dat men zich moet onthouden van het delen van persoonlijke informatie of het aangaan van sociale interacties met patiënten buiten de gezondheidszorg, het vermijden van dubbele relaties die de therapeutische relatie in gevaar kunnen brengen, en het openbaar maken van belangenconflicten of vooroordelen die van invloed kunnen zijn op de patiëntenzorg. Verpleegkundigen moeten zich ook bewust zijn van hun gebruik van sociale media en elektronische communicatiekanalen, en ervoor zorgen dat zij geen vertrouwelijke patiëntinformatie openbaar maken of de privacyrechten van patiënten schenden bij online interacties.

Het voorlichten van patiënten over hun recht op privacy en vertrouwelijkheid is een belangrijk aspect van het bevorderen van de privacy van patiënten in de verpleegkundige praktijk. Verpleegkundigen moeten patiënten informeren over de manier waarop hun informatie zal worden gebruikt en openbaar gemaakt, hun toestemming verkrijgen voor de behandeling en het delen van informatie, en patiënten mogelijkheden bieden om vragen te stellen of hun zorgen over privacy en vertrouwelijkheid te uiten. Verpleegkundigen moeten ook de voorkeuren van patiënten respecteren met betrekking tot het delen van informatie met familieleden, zorgverleners of andere zorgverleners, en ervoor zorgen dat de wensen van patiënten worden gehonoreerd en gerespecteerd in alle aspecten van hun zorg.

Samenvattend is het respecteren van de privacy van patiënten een fundamentele ethische en wettelijke verantwoordelijkheid voor verpleegkundigen, waarbij de vertrouwelijkheid moet worden gehandhaafd, beschermde gezondheidsinformatie moet worden beveiligd en professionele praktijknormen moeten worden nageleefd. Door in de verpleegpraktijk prioriteit te geven aan de privacy en vertrouwelijkheid van patiënten, kunnen verpleegkundigen de rechten van patiënten op autonomie, waardigheid en respect hooghouden, vertrouwen en een goede verstandhouding met patiënten opbouwen en positieve resultaten in de gezondheidszorg bevorderen. Door ethische principes, wettelijke vereisten en institutioneel beleid inzake privacy en vertrouwelijkheid te volgen, kunnen verpleegkundigen ervoor zorgen dat patiëntinformatie met zorg en gevoeligheid wordt behandeld, waardoor de privacyrechten van patiënten worden beschermd en de integriteit van de verpleegkundige-patiëntrelatie behouden blijft.

Culturele gevoeligheid

Culturele gevoeligheid is het bewustzijn, het begrip en het respect voor de waarden, overtuigingen, gebruiken, talen en praktijken van individuen met verschillende culturele achtergronden. In de verpleegkundige praktijk is culturele gevoeligheid essentieel voor het bieden van patiëntgerichte zorg die de unieke behoeften, voorkeuren en perspectieven van patiënten en hun families respecteert en hierop inspeelt. Door culturele diversiteit te erkennen en te omarmen, kunnen verpleegkundigen de communicatie verbeteren, vertrouwen opbouwen en de gezondheidsresultaten voor individuen en gemeenschappen verbeteren. In dit hoofdstuk onderzoeken we het belang van culturele gevoeligheid in de verpleegkundige praktijk, de belangrijkste principes van culturele competentie, gemeenschappelijke uitdagingen en overwegingen, en strategieën voor het bevorderen van culturele gevoeligheid in de gezondheidszorg.

Culturele gevoeligheid is essentieel voor het bieden van patiëntgerichte zorg die inspeelt op de uiteenlopende behoeften en voorkeuren van patiënten met verschillende culturele, etnische en taalkundige achtergronden. Verpleegkundigen moeten de culturele overtuigingen, waarden en praktijken van hun patiënten erkennen en respecteren, en hun benadering van de zorg aanpassen aan individuele verschillen en voorkeuren. Dit kan betrekking hebben op het begrijpen van culturele normen met betrekking tot communicatie, gezinsdynamiek, gezondheidsovertuigingen en besluitvormingsprocessen, en het integreren van culturele overwegingen in de zorgverlening.

Culturele competentie is een belangrijk onderdeel van culturele gevoeligheid en omvat het vermogen om effectief om te gaan met individuen met verschillende culturele achtergronden en om zorg te bieden die respectvol, responsief en passend bij hun culturele behoeften is. Cultureel competente verpleegkundigen beschikken over kennis, vaardigheden en attitudes die hen in staat stellen effectief te werken met patiënten met verschillende culturele achtergronden, inclusief bewustzijn van hun eigen culturele vooroordelen en beperkingen. Cultureel competente zorg omvat het deelnemen aan voortdurende zelfreflectie, onderwijs en training om het culturele bewustzijn, begrip en nederigheid te vergroten.

Een van de fundamentele principes van culturele gevoeligheid is respect voor culturele diversiteit en individuele verschillen. Verpleegkundigen moeten elke ontmoeting met een patiënt benaderen met een open geest en de bereidheid om te leren van en over de culturele achtergrond van de patiënt. Hierbij kan het gaan om het stellen van open vragen, het actief luisteren naar de verhalen en ervaringen van patiënten, en het erkennen en valideren van hun culturele identiteit en perspectieven. Verpleegkundigen moeten ook vermijden aannames of stereotypen te maken op basis van de culturele achtergrond van een patiënt en moeten proberen elke patiënt te begrijpen als een uniek individu met zijn eigen waarden, overtuigingen en voorkeuren.

Effectieve communicatie is essentieel voor het bevorderen van culturele gevoeligheid in de verpleegkundige praktijk. Verpleegkundigen moeten duidelijk, respectvol en empathisch communiceren met patiënten en hun families, waarbij ze taal gebruiken die past bij het begripsniveau en de culturele achtergrond van het individu. Dit kan het gebruik van tolken of vertalers inhouden als er taalbarrières bestaan, het gebruik van duidelijke taal en het vermijden van medisch jargon, en het rekening houden met non-verbale signalen en communicatiestijlen die per cultuur kunnen verschillen. Verpleegkundigen moeten zich ook bewust zijn van culturele normen met betrekking tot oogcontact, aanraking, persoonlijke ruimte en ander non-verbaal gedrag, en hun communicatieaanpak aanpassen aan de culturele voorkeuren van de patiënt.

Culturele gevoeligheid reikt verder dan individuele interacties en omvat de bredere organisatorische en systemische factoren die van invloed zijn op de gezondheidszorg. Verpleegkundigen moeten pleiten voor beleid, programma's en praktijken die de culturele competentie en diversiteit binnen gezondheidszorgorganisaties bevorderen, inclusief diversiteitstraining, onderwijs in culturele competentie en de rekrutering en het behoud van diverse zorgverleners. Verpleegkundigen moeten ook samenwerken met interdisciplinaire teamleden, gemeenschapsorganisaties en andere belanghebbenden om de ongelijkheden in de toegang tot en de resultaten van de gezondheidszorg aan te pakken, gelijkheid in de gezondheidszorg te bevorderen en barrières voor cultureel gevoelige zorg weg te nemen.

Samenvattend is culturele gevoeligheid essentieel voor het bieden van patiëntgerichte zorg die de uiteenlopende behoeften, voorkeuren en perspectieven van patiënten met verschillende culturele achtergronden respecteert en hierop inspeelt. Door culturele diversiteit te omarmen en culturele competentie in de verpleegpraktijk te bevorderen, kunnen verpleegkundigen de communicatie verbeteren, vertrouwen opbouwen en de gezondheidsresultaten voor individuen en gemeenschappen verbeteren. Door principes van respect, nederigheid en empathie aan te nemen, en door te pleiten voor cultureel gevoelig beleid en praktijken, kunnen verpleegkundigen bijdragen aan een meer inclusief en rechtvaardig gezondheidszorgsysteem dat tegemoetkomt aan de behoeften van alle patiënten, ongeacht hun culturele achtergrond of identiteit.

Medicatie administratie

Medicatietoediening is een cruciaal aspect van de verpleegkundige praktijk en omvat de veilige en nauwkeurige toediening van medicijnen aan patiënten. Verpleegkundigen spelen een centrale rol bij het medicatiebeheer en zorgen ervoor dat patiënten de juiste medicatie, in de juiste dosis, via de juiste route, op het juiste moment krijgen. Door gevestigde protocollen te volgen, zich te houden aan de beste praktijken en prioriteit te geven aan patiëntveiligheid, kunnen verpleegkundigen het risico op medicatiefouten en bijwerkingen minimaliseren, therapeutische resultaten bevorderen en de algehele kwaliteit van de patiëntenzorg verbeteren. In dit hoofdstuk onderzoeken we het belang van medicatietoediening in de verpleegkundige praktijk, de belangrijkste principes van veilige medicatietoediening, algemene uitdagingen en overwegingen, en strategieën voor het bevorderen van medicatieveiligheid in de gezondheidszorg.

Veilige medicatietoediening is een fundamentele verantwoordelijkheid van verpleegkundigen die aandacht voor detail, kritisch denken en naleving van gevestigde protocollen en praktijknormen vereist. Verpleegkundigen moeten op de hoogte zijn van de medicijnen die zij toedienen, inclusief de indicaties, doseringen, toedieningswegen, bijwerkingen en contra-indicaties, en moeten medicatiebestellingen verifiëren en valideren voordat ze deze aan patiënten toedienen. Dit kan gepaard gaan met overleg met zorgverleners, apothekers of andere leden van het interdisciplinaire team om bestellingen te verduidelijken, discrepanties op te lossen of indien nodig aanvullende informatie te verkrijgen.

Een van de belangrijkste principes van veilige medicatietoediening zijn de 'vijf rechten' van medicatietoediening: de juiste patiënt, de juiste medicatie, de juiste dosis, de juiste route en het juiste moment. Verpleegkundigen moeten de identiteit van de patiënt verifiëren met behulp van twee vormen van identificatie, zoals naam en geboortedatum, voordat ze medicijnen toedienen, om er zeker van te zijn dat ze de medicatie aan de beoogde ontvanger toedienen. Verpleegkundigen moeten ook het medicatie-etiket vergelijken met de medicatiebestelling en de dosering, route en frequentie van toediening verifiëren om medicatiefouten te voorkomen.

Een ander belangrijk principe van veilige medicatietoediening is het gebruik van medicatieafstemmingsprocessen om de nauwkeurigheid en volledigheid van medicatielijsten en -bestellingen bij zorgovergangen te garanderen. Verpleegkundigen moeten medicatieorders beoordelen en afstemmen met de medische dossiers, medicatiegeschiedenis en huidige medicatieregimes van patiënten om discrepanties, duplicatie of potentiële interacties die van invloed kunnen zijn op de patiëntveiligheid te identificeren en op te lossen. Hierbij kan het gaan om samenwerking met patiënten, zorgverleners en andere zorgverleners om nauwkeurige en actuele informatie over medicijnen te verkrijgen en om een alomvattend medicatieplan te ontwikkelen dat voldoet aan de behoeften en voorkeuren van de patiënt.

Het toedienen van medicijnen via de juiste route is essentieel om de veiligheid en werkzaamheid ervan te garanderen. Verpleegkundigen moeten bekend zijn met de verschillende routes voor medicatietoediening, inclusief orale, intraveneuze, intramusculaire, subcutane en topische routes, en moeten voor elke route vastgestelde richtlijnen en protocollen volgen om het risico op complicaties of bijwerkingen te minimaliseren. Verpleegkundigen moeten patiënten ook beoordelen en controleren op mogelijke bijwerkingen of bijwerkingen van medicijnen, en snel en adequaat ingrijpen om eventuele problemen aan te pakken en de veiligheid van de patiënt te garanderen.

Naast het veilig toedienen van medicijnen moeten verpleegkundigen ook de medicatietoediening nauwkeurig en volledig documenteren in de medische dossiers van patiënten. Documentatie moet de naam van het medicijn, de dosering, de toedieningsroute, het tijdstip van toediening, de plaats (indien van toepassing) en alle relevante beoordelingen of observaties bevatten, zoals vitale functies of reacties van de patiënt. Verpleegkundigen moeten ook alle voorlichting aan patiënten documenteren, inclusief instructies voor het innemen van medicijnen, mogelijke bijwerkingen en te volgen voorzorgsmaatregelen. Nauwkeurige documentatie is essentieel voor het handhaven van de continuïteit van de zorg, het faciliteren van de communicatie tussen de leden van het zorgteam en het waarborgen van de patiëntveiligheid en kwaliteit van de zorg.

Uitdagingen bij het toedienen van medicatie kunnen ontstaan als gevolg van factoren zoals een hoge patiëntscherpte, tijdgebrek, onderbrekingen, afleiding of onvoldoende middelen. Verpleegkundigen moeten waakzaam en proactief zijn bij het aanpakken van deze uitdagingen om het risico op medicatiefouten en bijwerkingen te minimaliseren. Dit kan de implementatie van strategieën omvatten zoals medicatieafstemmingsprocessen, barcodescanningtechnologie, geautomatiseerde uitgiftesystemen, dubbele controleprocedures en gestandaardiseerde protocollen voor risicovolle medicijnen om de medicatieveiligheid te verbeteren en de kans op fouten te verkleinen.

Samenvattend is medicatietoediening een cruciaal aspect van de verpleegkundige praktijk dat aandacht voor detail, kritisch denken en het naleven van gevestigde protocollen en praktijknormen vereist. Door de principes van veilige medicatietoediening te volgen, waaronder de vijf rechten van medicatietoediening, het verifiëren van medicatie bestellingen, het toedienen van medicijnen via de juiste route, het nauwkeurig documenteren van de toediening en het proactief aanpakken van uitdagingen, kunnen verpleegkundigen het risico op medicatiefouten en bijwerkingen minimaliseren. therapeutische resultaten bevorderen en de algehele kwaliteit van de patiëntenzorg verbeteren. Door prioriteit te geven aan patiëntveiligheid en door een cultuur van medicatieveiligheid in de gezondheidszorg te bevorderen, kunnen verpleegkundigen bijdragen aan betere patiëntresultaten en een veiligere gezondheidszorg omgeving voor iedereen.

Documentatie en grafieken

Documentatie en grafieken zijn cruciale componenten van de verpleegkundige praktijk die de nauwkeurige en tijdige registratie van patiëntbeoordelingen, interventies, observaties en resultaten met zich meebrengen. Documentatie dient als juridisch en professioneel verslag van de zorg die aan patiënten wordt verleend en vergemakkelijkt de communicatie tussen de leden van het zorgteam. Door de zorg uitgebreid en nauwkeurig te documenteren, kunnen verpleegkundigen de continuïteit van de zorg garanderen, de patiëntveiligheid bevorderen en de klinische besluitvorming ondersteunen. In dit hoofdstuk onderzoeken we het belang van documentatie en grafieken in de verpleegkundige praktijk, de belangrijkste principes van effectieve documentatie, algemene uitdagingen en overwegingen, en strategieën voor het bevorderen van de accuraatheid en volledigheid van documentatie in de gezondheidszorg.

Documentatie is een essentieel aspect van de verpleegkundige praktijk en dient meerdere doeleinden, waaronder wettelijke, regelgevende en professionele vereisten. Verpleegkundigen zijn wettelijk en ethisch verplicht om alle aspecten van de patiëntenzorg nauwkeurig en uitgebreid te documenteren, inclusief beoordelingen, interventies, toegediende medicijnen, reacties van patiënten en eventuele significante veranderingen in de toestand. Documentatie biedt een overzicht van de zorg die aan patiënten wordt verleend en dient als communicatiemiddel tussen de leden van het zorgteam, waardoor de continuïteit van de zorg wordt gewaarborgd en de samenwerking en coördinatie van diensten wordt vergemakkelijkt.

Effectieve documentatie wordt gekenmerkt door nauwkeurigheid, volledigheid, tijdigheid en duidelijkheid. Verpleegkundigen moeten ernaar streven de zorg tijdig te documenteren, bij voorkeur onmiddellijk na het verlenen van de zorg of zo snel mogelijk daarna, om de juistheid en volledigheid van de informatie te garanderen. Hierbij kan het gaan om het gebruik van systemen voor elektronische medische dossiers (EPD), draagbare apparaten of papieren formulieren om de zorg op het zorgpunt te documenteren, waardoor het risico op fouten of omissies wordt geminimaliseerd. Verpleegkundigen moeten ook duidelijke, beknopte en objectieve taal gebruiken bij het documenteren van de zorg, waarbij afkortingen, acroniemen of jargon moeten worden vermeden die door anderen verkeerd kunnen worden begrepen of geïnterpreteerd.

Een van de belangrijkste principes van effectieve documentatie is het gebruik van gestandaardiseerde formaten en terminologie om consistentie en uniformiteit in documentatiepraktijken te garanderen. Verpleegkundigen moeten het institutionele beleid en de richtlijnen voor documentatie en grafieken volgen, inclusief gestandaardiseerde documentatiesjablonen, terminologie en afkortingen, om de duidelijkheid en nauwkeurigheid van de documentatie te bevorderen. Dit kan het gebruik van checklists, stroomschema's of verhalende aantekeningen inhouden om beoordelingen, interventies en observaties op een gestructureerde en georganiseerde manier te documenteren die gemakkelijk te lezen en te begrijpen is.

Documentatie moet het verpleegproces en de geïndividualiseerde behoeften en voorkeuren van elke patiënt weerspiegelen. Verpleegkundigen moeten beoordelingen, interventies en uitkomsten op een systematische en logische manier documenteren, volgens het verpleegkundige proces van beoordeling, diagnose, planning, implementatie en evaluatie. Dit kan het documenteren van subjectieve en objectieve gegevens, verpleegkundige diagnoses, doelen en uitkomsten, verpleegkundige interventies en reacties van patiënten op de zorg inhouden, waarbij gebruik wordt gemaakt van op bewijs gebaseerde praktijkrichtlijnen en klinisch oordeel als leidraad voor de besluitvorming en documentatie.

Naast het documenteren van de directe patiëntenzorg moeten verpleegkundigen ook elke communicatie, samenwerking of coördinatie van de zorg met andere leden van het gezondheidszorgteam documenteren, waaronder artsen, apothekers, therapeuten en andere paramedische beroepsbeoefenaren in de gezondheidszorg. Dit kan het documenteren van telefoongesprekken, consultaties, verwijzingen of interdisciplinaire teamvergaderingen inhouden, evenals eventuele aanbevelingen, bevelen of vervolgacties die tijdens deze interacties zijn overeengekomen. Documentatie van de communicatie en samenwerking tussen teamleden is essentieel voor het waarborgen van de continuïteit van de zorg, het bevorderen van interdisciplinaire communicatie en het minimaliseren van het risico op fouten of misverstanden.

Uitdagingen bij het documenteren en in kaart brengen kunnen ontstaan als gevolg van factoren zoals werkdruk, tijdgebrek, onderbrekingen, afleiding of onvoldoende training of middelen. Verpleegkundigen moeten waakzaam en proactief zijn bij het aanpakken van deze uitdagingen om ervoor te zorgen dat de documentatie accuraat, volledig en tijdig is. Hierbij kan het gaan om het prioriteren van documentatietaken, het toewijzen van voldoende tijd voor documentatie tijdens ploegendiensten, het minimaliseren van afleiding en het zoeken naar hulp of ondersteuning van collega's of supervisors wanneer dat nodig is. Verpleegkundigen moeten ook pleiten voor beleid, praktijken en technologieën die efficiënte en effectieve documentatieprocessen ondersteunen, zoals systemen voor elektronische patiëntendossiers (EPD), stemherkenningssoftware of mobiele documentatieapparatuur, om de documentatieworkflows te stroomlijnen en de nauwkeurigheid en volledigheid van de documentatie te verbeteren.

Samenvattend zijn documentatie en grafieken cruciale componenten van de verpleegkundige praktijk die de continuïteit van de zorg ondersteunen, de patiëntveiligheid bevorderen en de communicatie tussen de leden van het zorgteam vergemakkelijken. Door de principes van effectieve documentatie te volgen, waaronder nauwkeurigheid, volledigheid, tijdigheid en duidelijkheid, kunnen verpleegkundigen ervoor zorgen dat documentatie de aan patiënten verleende zorg weerspiegelt en de klinische besluitvorming en communicatie ondersteunt. Door uitdagingen op het gebied van documentatie aan te pakken en te pleiten voor beleid, praktijken en technologieën die efficiënte en effectieve documentatie processen ondersteunen, kunnen verpleegkundigen de nauwkeurigheid en volledigheid van de documentatie verbeteren en bijdragen aan verbeterde patiënt resultaten en kwaliteit van zorg.

IV-therapie en aderlaten

IV-therapie en aderlaten zijn twee essentiële verpleegkundige procedures waarbij intraveneuze (IV) katheters worden ingebracht en beheerd voor de toediening van vloeistoffen, medicijnen, bloedproducten en bloedafname voor diagnostische doeleinden. Beide procedures vereisen gespecialiseerde kennis, vaardigheden en training om de veiligheid en het comfort van de patiënt te garanderen en tegelijkertijd het risico op complicaties te minimaliseren. In dit hoofdstuk zullen we de principes en procedures verkennen die betrokken zijn bij IV-therapie en aderlatingen, gemeenschappelijke indicaties en overwegingen, en strategieën voor het bevorderen van veilige en effectieve praktijk.

IV-therapie:

Intraveneuze (IV) therapie omvat de toediening van vloeistoffen, medicijnen en andere oplossingen rechtstreeks via een ader in de bloedbaan. IV-therapie wordt vaak gebruikt om de hydratatie op peil te houden, medicijnen toe te dienen, voeding te verstrekken en bloedproducten toe te dienen aan patiënten met verschillende medische aandoeningen of behandelingsbehoeften. Verpleegkundigen spelen een centrale rol bij IV-therapie, waaronder het beoordelen van de vocht- en elektrolytenstatus van patiënten, het selecteren van geschikte IV-toegangsplaatsen en katheters, het inbrengen en onderhouden van IV-katheters, het monitoren van patiënten op complicaties en het bieden van voorlichting en ondersteuning aan patiënten.

De eerste stap bij IV-therapie is het beoordelen van de klinische status van de patiënt, inclusief het vloeistofvolume, de hydratatiestatus, de voedingsbehoeften en de medicatiebehoeften. Verpleegkundigen moeten een grondige beoordeling uitvoeren van de aderen, de integriteit van de huid en de algehele gezondheid van de patiënt om de meest geschikte IV-toegangsplaats en kathetermaat voor de patiënt te bepalen. Factoren waarmee rekening moet worden gehouden, zijn onder meer de leeftijd van de patiënt, de medische geschiedenis, de diagnose, het behandelplan en de verwachte duur van de IV-therapie.

Het selecteren van een geschikte IV-toegangsplaats en kathetergrootte is essentieel voor het garanderen van een succesvolle IV-therapie en het minimaliseren van het risico op complicaties. Veel voorkomende IV-toegangsplaatsen zijn de aderen van de hand, onderarm, antecubitale fossa en bovenarm, waarbij de keuze van de plaats afhangt van factoren zoals adergrootte, toegankelijkheid en voorkeur van de patiënt. Verpleegkundigen moeten de kleinste kathetergrootte selecteren die geschikt is voor het beoogde doel van de IV-therapie, rekening houdend met de viscositeit van de toe te dienen oplossing en de vereiste stroomsnelheid.

Het inbrengen en onderhouden van IV-katheters vereist vaardigheid en precisie om het risico op complicaties zoals flebitis, infiltratie, extravasatie, infectie en trombose te minimaliseren. Verpleegkundigen moeten aseptische technieken en institutionele protocollen volgen voor het inbrengen en verzorgen van IV-katheters, inclusief handhygiëne, huidvoorbereiding, katheterinbrengtechniek, het vastzetten van de katheter en verbandwissels. Verpleegkundigen moeten de IV-plaats ook regelmatig controleren op tekenen van complicaties, zoals zwelling, roodheid, pijn of lekkage, en onmiddellijk ingrijpen om eventuele problemen aan te pakken en verdere complicaties te voorkomen.

Het monitoren van patiënten die IV-therapie krijgen, is essentieel om hun veiligheid en welzijn te garanderen. Verpleegkundigen moeten de vitale functies, inname en output, elektrolytniveaus en andere relevante parameters monitoren om de reactie van de patiënt op IV-therapie te beoordelen en eventuele complicaties of bijwerkingen op te sporen. Verpleegkundigen moeten patiënten ook voorlichting en ondersteuning bieden met betrekking tot IV-therapie, inclusief informatie over het doel van IV-therapie, verwachte resultaten, mogelijke complicaties en zelfzorgmaatregelen om het comfort en de veiligheid te bevorderen.

aderlaten:
Flebotomie is het proces waarbij bloedmonsters van patiënten worden verkregen voor diagnostische tests of therapeutische doeleinden. Flebotomie wordt vaak uitgevoerd om bloed te verzamelen voor laboratoriumanalyse, inclusief volledige bloedtellingen (CBC), bloedchemiepanels, stollingsonderzoeken en bloedtypering en kruismatching. Verpleegkundigen spelen een cruciale rol bij aderlatingen, waaronder het beoordelen van patiënten op veneuze toegang, het uitvoeren van venapunctie, het verzamelen van bloedmonsters, het labelen en transporteren van monsters, en het monitoren van patiënten op complicaties.

De eerste stap bij aderlaten is het beoordelen van de klinische status van de patiënt en het identificeren van geschikte veneuze toegangsplaatsen voor bloedafname. Verpleegkundigen moeten de aderen van de patiënt beoordelen op grootte, zichtbaarheid en voelbaarheid, en de meest geschikte plaats voor venapunctie selecteren op basis van factoren zoals de kwaliteit van de aderen, het comfort van de patiënt en het bloedvolume dat nodig is voor het testen. Veel voorkomende venapunctieplaatsen zijn de antecubitale fossa, dorsale handaders, onderarmaders en het mediale aspect van de arm.

Het uitvoeren van venapunctie vereist vaardigheid en precisie om veilig en efficiënt een bloedmonster te verkrijgen, terwijl het ongemak voor de patiënt en het risico op complicaties tot een minimum worden beperkt. Verpleegkundigen moeten de aseptische technieken en institutionele protocollen voor venapunctie volgen, inclusief handhygiëne, patiëntidentificatie, huidvoorbereiding, naaldinbrengtechniek en bloedafnamemethode. Verpleegkundigen moeten ook geschikte apparatuur gebruiken, zoals steriele naalden, verzamelbuisjes en veiligheidsvoorzieningen, om de veiligheid en integriteit van het bloedmonster te garanderen.

Het verzamelen van bloedmonsters vereist aandacht voor detail en nauwkeurigheid om ervoor te zorgen dat monsters op de juiste manier worden geëtiketteerd, geïdentificeerd en vervoerd voor analyse. Verpleegkundigen moeten bloedafnamebuisjes voorzien van een label met de naam van de patiënt, de geboortedatum, het medisch dossiernummer en andere relevante informatie, volgens de institutionele protocollen en wettelijke vereisten voor het labelen van monsters. Verpleegkundigen moeten de procedure, inclusief de plaats van de venapunctie, het aantal en het type afgenomen buisjes, en eventuele complicaties of observaties, ook documenteren in het medisch dossier van de patiënt.

Het monitoren van patiënten na aderlaten is belangrijk voor het opsporen en beheersen van complicaties zoals hematoom, bloeding of vasovagale reacties. Verpleegkundigen moeten de venapunctieplaats beoordelen op tekenen van bloeding, zwelling of ongemak en passende interventies ondernemen, zoals het uitoefenen van druk op de plaats, het omhoog brengen van de ledemaat of het aanbrengen van ijspakken als dat nodig is. Verpleegkundigen moeten ook de vitale functies van de patiënt controleren en beoordelen op symptomen van vasovagale reacties, zoals duizeligheid, bleekheid, zweten of misselijkheid, en de patiënt indien nodig geruststellen en ondersteunen.

Samenvattend zijn IV-therapie en aderlaten essentiële verpleegkundige procedures waarbij IV-katheters worden ingebracht en beheerd, en bloedmonsters worden afgenomen voor diagnostisch onderzoek. Verpleegkundigen spelen een centrale rol bij het veilig en effectief uitvoeren van deze procedures, waaronder het beoordelen van patiënten op veneuze toegang, het selecteren van geschikte toegangsplaatsen en katheters, het inbrengen en onderhouden van IV-katheters, het uitvoeren van venapunctie, het verzamelen van bloedmonsters en het monitoren van patiënten op complicaties. Door best practices te volgen, institutionele protocollen na te leven en prioriteit te geven aan de veiligheid en het comfort van de patiënt, kunnen verpleegkundigen het succes van IV-therapie en aderlatingsprocedures garanderen en bijdragen aan positieve patiëntresultaten in de gezondheidszorg.

Stress management

Stress is een onvermijdelijk onderdeel van het leven en als verpleegkundige kunt u in uw persoonlijke en professionele leven met verschillende stressfactoren te maken krijgen. Van veeleisende werklasten en lange diensten tot emotionele situaties en uitdagende scenario's voor patiëntenzorg: verpleging kan mentaal en fysiek belastend zijn. Het leren van effectieve technieken voor stressmanagement kan u echter helpen met stress om te gaan, uw welzijn te behouden en hoogwaardige zorg aan uw patiënten te blijven bieden. In dit hoofdstuk onderzoeken we strategieën voor het omgaan met stress als verpleegkundige, inclusief zelfzorgpraktijken, coping-mechanismen en middelen voor ondersteuning.

Als verpleegkundige is het essentieel om de tekenen en symptomen van stress te herkennen en prioriteit te geven aan uw eigen welzijn. Veelvoorkomende tekenen van stress zijn vermoeidheid, prikkelbaarheid, concentratieproblemen, veranderingen in eetlust of slaappatroon, en fysieke symptomen zoals hoofdpijn of spierspanning. Als u deze signalen bij uzelf opmerkt, is het essentieel om proactieve stappen te ondernemen om stress onder controle te houden en te voorkomen dat dit uw gezondheid en werkprestaties beïnvloedt.

Een effectieve strategie voor stressmanagement is het regelmatig beoefenen van zelfzorg. Zelfzorg houdt in dat je de tijd neemt om prioriteit te geven aan je fysieke, emotionele en mentale gezondheidsbehoeften, zelfs als je een druk schema hebt. Dit kan inhouden dat u zich bezighoudt met activiteiten die u leuk vindt en die u ontspannend vindt, zoals sporten, meditatie, yoga, lezen, tijd doorbrengen met dierbaren of het nastreven van hobby's. Door tijd vrij te maken voor zelfzorgactiviteiten kunt u uw batterijen opladen, stressniveaus verminderen en uw algehele welzijn verbeteren.

Een andere nuttige techniek voor stressbeheersing is het ontwikkelen van gezonde coping-mechanismen voor het omgaan met stressoren in uw leven. Dit kan inhouden dat u een positieve instelling aanneemt, negatieve gedachten opnieuw formuleert en mindfulness- of ontspanningstechnieken oefent om u te helpen kalm en gefocust te blijven in stressvolle situaties. Diepe ademhalingsoefeningen, progressieve spierontspanning en visualisatietechnieken kunnen bijzonder effectief zijn bij het beheersen van acute stress en het bevorderen van ontspanning.

Het is ook belangrijk om grenzen te stellen en taken te prioriteren om te voorkomen dat u overweldigd raakt door uw werkdruk. Leer taken te delegeren wanneer dat nodig is, en aarzel niet om hulp of ondersteuning te vragen aan uw collega's of leidinggevenden wanneer dat nodig is. Door uw werklast te organiseren, realistische doelen te stellen en taken in beheersbare stukken op te delen, kunt u stress verminderen en uw gevoel van controle over uw werkomgeving vergroten.

Naast zelfzorg- en coping-strategieën is het essentieel om steun te zoeken bij anderen als u zich gestrest of overweldigd voelt. Praten met een vertrouwde vriend, familielid of collega over uw gevoelens kan emotionele validatie en steun bieden. Overweeg om lid te worden van een steungroep voor verpleegkundigen of om advies of therapie te zoeken als u moeite heeft om in uw eentje met stress om te gaan. Bedenk dat het zoeken naar hulp een teken van kracht is en niet van zwakte, en dat er middelen beschikbaar zijn om u te ondersteunen.

Vergeet ten slotte niet om pauzes te nemen en prioriteit te geven aan rust en ontspanning in uw dagelijkse routine. Zorg voor voldoende slaap, eet een uitgebalanceerd dieet en doe regelmatig aan lichaamsbeweging om uw algehele gezondheid en veerkracht tegen stress te ondersteunen. Bedenk dat zelfzorg niet egoïstisch is; het is essentieel voor het behoud van uw welzijn en het vermogen om medelevende zorg aan uw patiënten te bieden.

Samenvattend is stressmanagement een essentiële vaardigheid die verpleegkundigen moeten ontwikkelen om hun welzijn te behouden en hoogwaardige zorg aan hun patiënten te bieden. Door zelfzorg te beoefenen, gezonde coping-mechanismen te ontwikkelen, grenzen te stellen, steun te zoeken en prioriteit te geven aan rust en ontspanning, kunnen verpleegkundigen effectief omgaan met stress en gedijen in hun veeleisende beroep. Vergeet niet dat u niet de enige bent die met stress te maken heeft, en dat er hulpmiddelen en ondersteuningssystemen beschikbaar zijn om u te helpen de uitdagingen van de verpleegkundige praktijk het hoofd te bieden.

Werk leven balans

Het bereiken van een gezond evenwicht tussen werk en privéleven is van cruciaal belang voor verpleegkundigen om hun welzijn te behouden, burn-out te voorkomen en een bevredigende carrière in de gezondheidszorg te behouden. Verpleegkundigen hebben vaak te maken met lange werkdagen, veeleisende schema's en emotioneel uitdagende werkomgevingen, waardoor het een uitdaging kan zijn om tijd te vinden voor persoonlijke interesses, relaties en zelfzorg. Het geven van prioriteit aan het evenwicht tussen werk en privéleven is echter essentieel voor het behoud van de lichamelijke en geestelijke gezondheid, het bevorderen van de arbeidstevredenheid en het behouden van carrièresucces op de lange termijn. In dit hoofdstuk zullen we strategieën onderzoeken om als verpleegkundige een evenwicht tussen werk en privéleven te bereiken, waaronder tijdmanagementtechnieken, grensstellende strategieën en zelfzorgpraktijken.

Het vinden van balans tussen werk en privéleven begint met het stellen van duidelijke grenzen en prioriteiten. Verpleegkundigen moeten realistische verwachtingen scheppen over hun werkuren, verplichtingen en verantwoordelijkheden, en deze grenzen effectief communiceren met collega's, supervisors en familieleden. Dit kan inhouden dat u limieten stelt aan overuren, regelmatig pauzes en vrije dagen plant, en assertief nee zegt tegen extra werk of verantwoordelijkheden wanneer dat nodig is om persoonlijke tijd te beschermen.

Effectief tijdmanagement is essentieel voor verpleegkundigen om de eisen van werk en privéleven succesvol te kunnen combineren. Verpleegkundigen moeten taken prioriteren, verantwoordelijkheden waar mogelijk delegeren en tijdbesparende strategieën gebruiken om de productiviteit en efficiëntie op het werk te maximaliseren. Hierbij kan het gaan om het gebruik van technologische hulpmiddelen zoals agenda-apps, takenlijsten of taakbeheersystemen om taken te organiseren en te prioriteren, de communicatie te stroomlijnen en afleiding te minimaliseren. Door hun tijd effectief te beheren kunnen verpleegkundigen stress verminderen, hun gevoel van controle vergroten en meer tijd vrijmaken voor activiteiten buiten het werk.

Het creëren van grenzen tussen werk en privéleven is van cruciaal belang om het evenwicht te bewaren en een burn-out te voorkomen. Verpleegkundigen moeten ernaar streven werkgerelateerde zorgen en stress op de werkplek achter te laten en zich te concentreren op het genieten van hun vrije tijd en het ondernemen van activiteiten die hen vreugde en voldoening schenken. Dit kan het opzetten van rituelen of routines inhouden om van de werkmodus naar de persoonlijke modus over te gaan, zoals het uittrekken van werkkleding, het toepassen van ontspanningstechnieken of tijd doorbrengen met dierbaren. Door duidelijke grenzen te creëren tussen werk en privéleven kunnen verpleegkundigen hun batterijen opladen, stress verminderen en hun algehele welzijn behouden.

Zelfzorg is essentieel voor verpleegkundigen om hun fysieke, emotionele en mentale gezondheid te behouden en tegelijkertijd aan de eisen van hun beroep te kunnen voldoen. Verpleegkundigen moeten prioriteit geven aan zelfzorgactiviteiten zoals lichaamsbeweging, voeding, slaap en ontspanningstechnieken om hun welzijn en veerkracht tegen stress te ondersteunen. Dit kan inhouden dat u tijd moet vrijmaken voor regelmatige lichamelijke activiteit, mindfulness of meditatie moet beoefenen, voldoende slaap moet krijgen en hobby's of activiteiten moet ondernemen die vreugde en vervulling brengen. Door prioriteit te geven aan zelfzorg kunnen verpleegkundigen hun energiereserves aanvullen, het risico op burn-out verminderen en hun vermogen vergroten om meelevende zorg aan hun patiënten te bieden.

Het zoeken naar steun van collega's, vrienden en familieleden is essentieel voor verpleegkundigen om met succes de uitdagingen van het evenwicht tussen werk en privéleven aan te kunnen.

Verpleegkundigen moeten niet aarzelen om hulp of advies in te roepen wanneer dat nodig is, en een beroep te doen op hun ondersteunende netwerken voor emotionele steun, aanmoediging en kameraadschap. Verbinding maken met anderen die de unieke eisen en druk van de verpleegkunde begrijpen, kan validatie, perspectief en solidariteit bieden, waardoor verpleegkundigen zich minder geïsoleerd en overweldigd voelen door de eisen van hun beroep.

Samenvattend is het bereiken van een evenwicht tussen werk en privéleven essentieel voor verpleegkundigen om hun welzijn te behouden, burn-out te voorkomen en een bevredigende carrière in de gezondheidszorg te behouden. Door duidelijke grenzen te stellen, hun tijd effectief te beheren, prioriteit te geven aan zelfzorg en steun te zoeken bij anderen, kunnen verpleegkundigen een gezond evenwicht creëren tussen werk en privéleven, waardoor ze zowel persoonlijk als professioneel kunnen gedijen. Houd er rekening mee dat de balans tussen werk en privéleven een continu proces is dat voortdurende aandacht en inspanning vereist, maar door prioriteit te geven aan evenwicht en zelfzorg kunnen verpleegkundigen genieten van een lange en lonende carrière in de verpleegkunde, terwijl ze ook kunnen genieten van een vervullend persoonlijk leven buiten het werk.

Ondersteunende systemen

In het veeleisende veld van de verpleging is het beschikken over robuuste ondersteuningssystemen essentieel voor het behoud van het mentale, emotionele en fysieke welzijn. Verpleegkundigen worden tijdens hun werk vaak geconfronteerd met hoge niveaus van stress, compassiemoeheid en emotionele uitdagingen, waardoor het van cruciaal belang is om in moeilijke tijden over een netwerk van ondersteuning te beschikken waar ze op kunnen leunen. Ondersteuningssystemen kunnen verschillende vormen aannemen, waaronder collega's, supervisors, vrienden, familieleden, professionele netwerken en professionals in de geestelijke gezondheidszorg. In dit hoofdstuk onderzoeken we het belang van ondersteuningssystemen voor verpleegkundigen en strategieën voor het opbouwen en verkrijgen van ondersteuning op de werkplek en daarbuiten.

Collega's zijn vaak de eerstelijnsondersteuning voor verpleegkundigen die met uitdagingen in hun werk worden geconfronteerd. Het opbouwen van positieve relaties met collega's en het bevorderen van een cultuur van samenwerking en teamwerk kan een ondersteunende werkomgeving creëren waarin verpleegkundigen zich op hun gemak voelen bij het zoeken naar hulp, advies en aanmoediging van hun collega's. Collega's kunnen praktische hulp bieden, ervaringen en inzichten delen en emotionele steun bieden in moeilijke tijden, waardoor verpleegkundigen zich minder geïsoleerd en overweldigd voelen door de eisen van hun beroep.

Supervisors en mentoren spelen ook een cruciale rol bij het ondersteunen en begeleiden van verpleegkundigen bij hun professionele ontwikkeling. Supervisors kunnen feedback, coaching en mentorschap bieden om verpleegkundigen te helpen bij het navigeren door uitdagende situaties, nieuwe vaardigheden te ontwikkelen en hun carrière vooruit te helpen. Door open communicatie en benaderbaarheid te bevorderen kunnen supervisors een ondersteunende werkomgeving creëren waarin verpleegkundigen zich bevoegd voelen om hulp en begeleiding te zoeken wanneer dat nodig is, waardoor een cultuur van leren en groei wordt bevorderd.

Vrienden en familieleden buiten het werk kunnen verpleegkundigen van onschatbare waarde ondersteunen bij het omgaan met de stress en eisen die hun beroep met zich meebrengt. Het hebben van een sterk ondersteunend netwerk van vrienden en familie die de uitdagingen van de verpleging begrijpen en waarderen, kan in moeilijke tijden emotionele validatie, aanmoediging en perspectief bieden. Tijd doorbrengen met dierbaren, leuke activiteiten ondernemen en ervaringen delen kan verpleegkundigen helpen hun batterijen op te laden, stress te verminderen en een gezond evenwicht tussen werk en privéleven te behouden.

Professionele netwerken en organisaties kunnen verpleegkundigen ook waardevolle ondersteuning en middelen bieden in hun loopbaan. Door lid te worden van beroepsverenigingen, conferenties bij te wonen en deel te nemen aan netwerkevenementen kunnen verpleegkundigen mogelijkheden bieden om in contact te komen met collega's, kennis en ervaringen te delen en toegang te krijgen tot hulpmiddelen en ondersteuning voor loopbaanontwikkeling. Professionele netwerken kunnen mentorschapsprogramma's, onderwijsmogelijkheden en belangenbehartigingsinspanningen aanbieden om verpleegkundigen te ondersteunen bij hun professionele groei en vooruitgang.

Naast informele ondersteuningssystemen kunnen formele ondersteuningsdiensten zoals medewerkerbijstandsprogramma's (EAP's) en adviesdiensten vertrouwelijke en professionele ondersteuning bieden aan verpleegkundigen die last hebben van werkgerelateerde stress, burn-out of geestelijke gezondheidsproblemen. EAP's bieden advies, verwijzingsdiensten en middelen voor het aanpakken van een breed scala aan persoonlijke en professionele uitdagingen, waaronder stressmanagement, evenwicht tussen werk en privéleven, conflictoplossing en emotioneel welzijn. Door toegang te krijgen tot deze diensten kunnen verpleegkundigen de ondersteuning en begeleiding krijgen die ze nodig hebben om problemen proactief en effectief aan te pakken, waardoor hun algehele gezondheid en veerkracht worden bevorderd.

Samenvattend zijn ondersteuningssystemen essentieel voor verpleegkundigen om met succes de uitdagingen van hun beroep aan te kunnen en hun welzijn en werktevredenheid te behouden. Door ondersteuning op te bouwen en te verkrijgen van collega's, supervisors, vrienden, familieleden, professionele netwerken en formele ondersteunende diensten, kunnen verpleegkundigen zich gesteund, empowered en veerkrachtig voelen in hun carrière. Bedenk dat het zoeken naar hulp een teken van kracht is, en niet van zwakte, en dat er middelen en ondersteuningssystemen beschikbaar zijn om verpleegkundigen te helpen omgaan met de eisen van hun beroep en te gedijen in hun rol.

Voortgezette educatie

Voortdurende educatie is een essentieel onderdeel van de verpleegkundige praktijk en zorgt ervoor dat verpleegkundigen op de hoogte blijven van de ontwikkelingen in de gezondheidszorg, de competentie in hun rol behouden en hoogwaardige zorg aan hun patiënten bieden. In het snel evoluerende veld van de gezondheidszorg zijn voortdurend leren en professionele ontwikkeling essentieel voor verpleegkundigen om zich aan te passen aan veranderingen in praktijkstandaarden, technologie en op bewijs gebaseerde richtlijnen. In dit hoofdstuk onderzoeken we het belang van permanente educatie voor verpleegkundigen, de beschikbare mogelijkheden voor professionele ontwikkeling en strategieën voor het integreren van levenslang leren in de verpleegkundige praktijk.

Permanente educatie biedt verpleegkundigen de mogelijkheid om hun kennis, vaardigheden en expertise op verschillende gebieden van de verpleegkundige praktijk uit te breiden. Door deel te nemen aan activiteiten voor permanente educatie, zoals workshops, seminars, conferenties, webinars en online cursussen, kunnen verpleegkundigen op de hoogte blijven van de nieuwste onderzoeksresultaten, klinische richtlijnen en best practices op hun vakgebied. Door permanente educatie kunnen verpleegkundigen ook nieuwe onderwerpen verkennen, geavanceerde certificeringen of kwalificaties nastreven en gespecialiseerde vaardigheden ontwikkelen die hun vermogen vergroten om kwaliteitszorg aan hun patiënten te bieden.

Naast het op de hoogte blijven van klinische kennis en vaardigheden, helpt permanente educatie verpleegkundigen ook om te voldoen aan licentie- en certificeringsvereisten, professionele referenties te behouden en te voldoen aan wettelijke normen voor de praktijk. Veel regelgevende instanties en professionele organisaties eisen van verpleegkundigen dat ze binnen een bepaald tijdsbestek een bepaald aantal uren of studiepunten voor permanente educatie voltooien om hun licenties of certificeringen te verlengen. Door deel te nemen aan geaccrediteerde permanente educatieprogramma's kunnen verpleegkundigen ervoor zorgen dat de wettelijke vereisten worden nageleefd en dat zij zich inzetten voor het behouden van de competentie in hun beroep.

Permanente educatie speelt een cruciale rol bij het bevorderen van de verpleegkundige praktijk en het verbeteren van de patiëntresultaten. Door voortdurend te leren en professionele ontwikkeling kunnen verpleegkundigen hun kritisch denkvermogen, klinisch redeneervermogen en probleemoplossend vermogen vergroten, waardoor ze op bewijs gebaseerde, patiëntgerichte zorg kunnen bieden. Permanente educatie stelt verpleegkundigen ook in staat om te innoveren, zich aan te passen aan veranderingen in de gezondheidszorgmodellen en nieuwe technologieën en interventies te implementeren die de patiëntveiligheid, de kwaliteit van de zorg en de gezondheidsresultaten verbeteren.

Mogelijkheden voor permanente educatie voor verpleegkundigen zijn beschikbaar via verschillende kanalen, waaronder academische instellingen, gezondheidszorgorganisaties, beroepsverenigingen en online leerplatforms. Academische instellingen bieden opleidingen, certificaatcursussen en modules voor permanente educatie aan in verschillende verpleegkundige specialismen en subspecialismen, waardoor verpleegkundigen geavanceerde opleiding en training kunnen volgen op gebieden die van belang zijn of waar ze behoefte aan hebben. Zorgorganisaties kunnen bijscholing, personeelsontwikkelingsprogramma's of klinische competentiebeoordelingen aanbieden om de voortdurende leer- en vaardighedenontwikkeling van hun verplegend personeel te ondersteunen.

Beroepsverenigingen en -organisaties spelen een belangrijke rol bij het bieden van mogelijkheden voor permanente educatie voor verpleegkundigen via conferenties, workshops, seminars en online bronnen. Veel verpleegorganisaties bieden lidmaatschapsvoordelen, zoals toegang tot educatief materiaal, publicaties en online communities waar verpleegkundigen kennis en ideeën kunnen uitwisselen, kunnen netwerken met collega's en toegang kunnen krijgen tot bronnen voor professionele ontwikkeling. Beroepsverenigingen pleiten ook voor beleid en initiatieven die een leven lang leren en permanente educatie voor verpleegkundigen ondersteunen, en een cultuur van uitmuntendheid en innovatie in de verpleegkundige praktijk bevorderen.

Online leerplatforms en educatieve bronnen zijn steeds populairder geworden voor verpleegkundigen die op zoek zijn naar flexibele en handige opties voor voortgezette educatie. Online cursussen, webinars en virtuele conferenties bieden verpleegkundigen de mogelijkheid om in hun eigen tempo, volgens hun eigen schema, overal met een internetverbinding te leren. Deze bronnen bestrijken een breed scala aan onderwerpen, van klinische vaardigheden en op bewijs gebaseerde praktijken tot leiderschap, management en professionele ontwikkeling, waardoor verpleegkundigen hun leerervaringen kunnen afstemmen op hun individuele interesses en carrièredoelen.

Samenvattend is permanente educatie essentieel voor verpleegkundigen om op de hoogte te blijven van de ontwikkelingen in de gezondheidszorg, de competentie in hun rol te behouden en hoogwaardige zorg aan hun patiënten te bieden. Door deel te nemen aan permanente educatieactiviteiten kunnen verpleegkundigen hun kennis, vaardigheden en expertise uitbreiden, voldoen aan licentie- en certificeringsvereisten, hun carrière vooruit helpen en patiëntresultaten verbeteren. Of het nu via academische programma's, beroepsverenigingen, gezondheidszorgorganisaties of online leerplatforms is, verpleegkundigen hebben toegang tot een breed scala aan mogelijkheden voor levenslang leren en professionele ontwikkeling, waardoor hun voortdurende succes en groei in het dynamische veld van de verpleegkunde wordt gegarandeerd.

Specialisatie en certificering

Specialisatie en certificering bieden verpleegkundigen de mogelijkheid om hun kennis, vaardigheden en expertise op specifieke gebieden van de verpleegkundige praktijk te verdiepen, waardoor hun carrièrevooruitzichten, werktevredenheid en resultaten in de patiëntenzorg worden verbeterd. In het dynamische en diverse veld van de verpleegkunde stelt specialisatie verpleegkundigen in staat zich te concentreren op interessegebieden of passies, geavanceerde competenties te ontwikkelen en carrièrepaden na te streven die aansluiten bij hun professionele doelen. Certificering biedt formele erkenning van de gespecialiseerde kennis en vaardigheden van verpleegkundigen, waarmee hun toewijding aan uitmuntendheid en kwaliteitszorg wordt aangetoond. In dit hoofdstuk onderzoeken we het belang van specialisatie en certificering in de verpleegkunde, de beschikbare opties voor specialisatie en de voordelen van een certificering in een verpleegkundig specialisme.

Specialisatie in verpleegkunde houdt in dat u zich concentreert op een specifiek gebied van de praktijk of bevolking, zoals kindergeneeskunde, oncologie, intensive care of psychiatrische geestelijke gezondheidszorg. Verpleegkundigen kunnen specialisatie nastreven via verschillende trajecten, waaronder formele onderwijsprogramma's, klinische ervaring, professionele ontwikkelingsmogelijkheden en certificering in een verpleegkundig specialisme. Door specialisatie kunnen verpleegkundigen expertise ontwikkelen op een bepaald interessegebied, hun praktijk afstemmen op de unieke behoeften van specifieke patiëntenpopulaties en hun loopbaan bevorderen in gespecialiseerde rollen en omgevingen.

Eén route naar specialisatie in verpleegkunde loopt via formele onderwijsprogramma's, zoals opleidingen op graduate niveau of postdoctorale certificaatprogramma's in verpleegkundige specialiteiten. Deze programma's bieden diepgaande cursussen, klinische ervaringen en gespecialiseerde trainingen op gebieden zoals verpleegkundig specialist, verpleegkundig opleider, verpleegkundig leider of verpleegkundig onderzoeker, waardoor verpleegkundigen worden voorbereid op geavanceerde praktijkrollen in het door hen gekozen specialiteitsgebied. Afgestudeerden van gespecialiseerde onderwijsprogramma's zijn uitgerust met de kennis, vaardigheden en competenties om geavanceerde zorg te bieden, initiatieven voor kwaliteitsverbetering te leiden en bij te dragen aan de vooruitgang in de verpleegkundige praktijk.

Een andere route naar specialisatie in de verpleegkunde is via klinische ervaring en professionele ontwikkelingsmogelijkheden. Verpleegkundigen kunnen gespecialiseerde kennis en vaardigheden opdoen door praktijkervaring op te doen in specifieke klinische omgevingen, zoals intensive care-afdelingen, spoedeisende hulpafdelingen, operatiekamers of gespecialiseerde klinieken. Voortdurende educatie, workshops, seminars en conferenties bieden verpleegkundigen ook mogelijkheden om hun kennis en expertise te verdiepen op specifieke interessegebieden, zoals wondzorg, diabetesmanagement of palliatieve zorgverpleging.

Certificering in verpleegspecialismen biedt formele erkenning van de gespecialiseerde kennis, vaardigheden en competenties van verpleegkundigen op specifieke praktijkgebieden. Certificering wordt toegekend door professionele organisaties of certificerende instanties die examens afnemen om de kennis en competentie van verpleegkundigen op hun vakgebied te beoordelen. Verpleegkundigen die met succes de certificeringsexamens behalen, krijgen referenties zoals Certified Pediatric Nurse (CPN), Certified Critical Care Nurse (CCRN) of Certified Nurse Educator (CNE), afhankelijk van hun specialiteit en praktijkniveau.

Gecertificeerd worden in een verpleegkundig specialisme biedt tal van voordelen voor verpleegkundigen, waaronder professionele erkenning, doorgroeimogelijkheden en een grotere arbeidstevredenheid. Certificering toont aan dat verpleegkundigen zich inzetten voor uitmuntendheid en kwaliteitszorg, waardoor hun geloofwaardigheid en reputatie bij collega's, werkgevers en patiënten wordt vergroot. Gecertificeerde verpleegkundigen hebben mogelijk ook toegang tot beterbetaalde vacatures, leiderschapsrollen en gespecialiseerde functies waarvoor certificering vereist is als voorwaarde voor werk.

Naast professionele erkenning en loopbaanontwikkeling bevordert certificering in een verpleegkundig specialisme voortdurend leren en professionele ontwikkeling. Gecertificeerde verpleegkundigen zijn verplicht hun kwalificaties te behouden door middel van permanente educatie, professionele ontwikkelingsactiviteiten en periodieke hercertificeringsexamens, om ervoor te zorgen dat ze op de hoogte blijven van de ontwikkelingen op hun vakgebied en de competentie in hun praktijk behouden. Certificering bevordert ook een cultuur van uitmuntendheid en verantwoordelijkheid binnen de verpleegpraktijk, waardoor verpleegkundigen worden aangemoedigd om te streven naar voortdurende verbetering en kwaliteitszorg.

Samenvattend bieden specialisatie en certificering verpleegkundigen de mogelijkheid om hun kennis, vaardigheden en expertise op specifieke gebieden van de verpleegkundige praktijk te verdiepen, waardoor hun carrièrevooruitzichten, werktevredenheid en resultaten in de patiëntenzorg worden verbeterd. Door specialisatie na te streven via formele onderwijsprogramma's, klinische ervaring en mogelijkheden voor professionele ontwikkeling, kunnen verpleegkundigen hun praktijk afstemmen op hun interesses en doelen, terwijl certificering formele erkenning biedt van hun gespecialiseerde kennis en vaardigheden. Of het nu gaat om voortgezet onderwijs, klinische ervaring of certificering in een verpleegkundig specialisme, verpleegkundigen hebben talloze trajecten voor specialisatie en professionele groei, waardoor hun voortdurende succes en impact op het dynamische gebied van de verpleegkunde wordt gegarandeerd.

Loopbaanontwikkeling

Loopbaanontwikkeling in de verpleegkunde omvat een spectrum aan mogelijkheden voor professionele groei, ontwikkeling en prestatie. Verpleegkundigen hebben het potentieel om diverse carrièrepaden na te streven, van klinische praktijk en leiderschapsrollen tot onderwijs, onderzoek en geavanceerde praktijkspecialiteiten. Door loopbaanontwikkeling kunnen verpleegkundigen hun kennis, vaardigheden en verantwoordelijkheden uitbreiden, persoonlijke en professionele doelen bereiken en een betekenisvolle impact hebben op de patiëntenzorg en de gezondheidszorgverlening. In dit hoofdstuk onderzoeken we het belang van loopbaanontwikkeling in de verpleegkunde, de beschikbare trajecten voor vooruitgang en strategieën voor het behalen van succes in iemands carrière als verpleegkundige.

Carrièreontwikkeling in de verpleegkunde is essentieel voor verpleegkundigen om hun volledige potentieel te bereiken, hun bijdrage aan de gezondheidszorg te maximaliseren en persoonlijke en professionele voldoening te bereiken. Vooruitgang in iemands carrière als verpleegkundige kan inhouden dat hij kansen voor promotie nastreeft, leiderschapsrollen op zich neemt, hogere graden of certificeringen verkrijgt, zich specialiseert in een bepaald praktijkgebied, of overgaat naar nieuwe rollen of omgevingen. Ongeacht het specifieke pad dat wordt gekozen, biedt loopbaanontwikkeling verpleegkundigen de kans om te groeien, te leren en een positief verschil te maken in de levens van hun patiënten en de gemeenschap.

Eén manier om carrière te maken in de verpleegkunde is door het volgen van geavanceerde opleiding en training. Verpleegkundigen kunnen hun carrière vooruit helpen door hogere graden te behalen, zoals een Master of Science in Nursing (MSN) of Doctor of Nursing Practice (DNP), die hen voorbereiden op geavanceerde praktijkrollen, leiderschapsposities of gespecialiseerde gebieden van de verpleegkundige praktijk. Geavanceerde graden bieden verpleegkundigen de kennis, vaardigheden en kwalificaties om meer verantwoordelijkheid te nemen, initiatieven voor kwaliteitsverbetering te leiden en het gezondheidszorgbeleid en de praktijk te beïnvloeden. Een andere route naar loopbaanontwikkeling is het behalen van gespecialiseerde certificeringen in de verpleegkunde. Certificering toont de expertise en vaardigheid van verpleegkundigen aan op specifieke praktijkgebieden, zoals intensive care, oncologie, kindergeneeskunde of gerontologie. Door gecertificeerd te worden in een verpleegkundig specialisme kunnen verpleegkundigen hun geloofwaardigheid vergroten, hun carrièremogelijkheden uitbreiden en hun verdienpotentieel vergroten. Certificering betekent ook dat verpleegkundigen zich inzetten voor uitmuntendheid en kwaliteitszorg, waardoor een cultuur van professionaliteit en verantwoordelijkheid binnen de verpleegkundige praktijk wordt bevorderd.

Vooruitgang in iemands carrière als verpleegkundige kan ook het op zich nemen van leiderschapsrollen en verantwoordelijkheden met zich meebrengen. Verpleegkundigen kunnen leiderschapskansen nastreven binnen hun zorgorganisatie, zoals verpleegkundig manager, klinisch coördinator of directeur verpleegkunde, waar ze toezicht kunnen houden op teams, middelen kunnen beheren en strategische initiatieven kunnen implementeren om de patiëntenzorg en -resultaten te verbeteren. Leiderschapsrollen bieden verpleegkundigen de kans om de organisatiecultuur te beïnvloeden, verandering te stimuleren en te pleiten voor de behoeften van patiënten en verplegend personeel.

Naast traditionele klinische en leiderschapsrollen kunnen verpleegkundigen hun carrière ook bevorderen door middel van rollen in onderwijs, onderzoek en gezondheidszorgadministratie. Verpleegkundedocenten spelen een cruciale rol bij het voorbereiden van de volgende generatie verpleegkundigen, door studenten les te geven in academische omgevingen, klinische omgevingen of programma's voor permanente educatie. Verpleegkundig onderzoekers dragen bij aan de vooruitgang van de verpleegkundige wetenschap en de op bewijs gebaseerde praktijk door onderzoek uit te voeren, bevindingen te publiceren en onderzoek naar de praktijk te vertalen. Zorgbeheerders houden toezicht op de activiteiten van zorgorganisaties, beheren budgetten en middelen en ontwikkelen strategieën om de levering en resultaten van de patiëntenzorg te verbeteren.

Strategieën voor het bereiken van loopbaanontwikkeling in de verpleegkunde omvatten het stellen van duidelijke doelen, het zoeken naar mogelijkheden voor professionele ontwikkeling, netwerken met collega's en mentoren, en het voortdurend uitbreiden van iemands kennis en vaardigheden. Verpleegkundigen moeten hun sterke punten, interesses en loopbaanambities identificeren en een plan ontwikkelen om hun doelen te bereiken door middel van onderwijs, training en ervaringsleren. Netwerken met collega's, conferenties bijwonen en lid worden van beroepsverenigingen kunnen ook waardevolle mogelijkheden bieden voor leren, groei en loopbaanontwikkeling.

Samenvattend biedt loopbaanontwikkeling in de verpleegkunde verpleegkundigen de mogelijkheid om te groeien, zich te ontwikkelen en hun volledige potentieel op het gebied van de gezondheidszorg te bereiken. Of het nu gaat om voortgezet onderwijs, certificering, leiderschapsrollen of gespecialiseerde praktijkgebieden, verpleegkundigen hebben talloze mogelijkheden om hun carrière vooruit te helpen en een betekenisvolle impact te maken op de patiëntenzorg en de gezondheidszorgverlening. Door duidelijke doelen te stellen, mogelijkheden te zoeken voor professionele ontwikkeling en voortdurend hun kennis en vaardigheden uit te breiden, kunnen verpleegkundigen zichzelf positioneren voor succes en voldoening in hun carrière als verpleegkundige.

Verpleeglicenties begrijpen

Vergunningverlening voor verpleegkundigen is een cruciaal onderdeel van het regelgevend toezicht in het beroep van verpleegkundige en zorgt ervoor dat verpleegkundigen voldoen aan gevestigde competentie- en praktijknormen om de volksgezondheid en veiligheid te beschermen. Licentiestatus verleent personen wettelijke toestemming om verpleegkunde uit te oefenen binnen een bepaald praktijkgebied en wordt doorgaans beheerd door regelgevende instanties of raden van verpleegkunde op staats- of provinciaal niveau. Het begrijpen van de licentiestatus voor verpleegkundigen is essentieel voor verpleegkundigen, studenten verpleegkunde, werkgevers en andere belanghebbenden in het gezondheidszorgsysteem, omdat het de basis legt voor professionele verantwoordelijkheid, kwaliteitsborging en patiëntenbescherming.

Het proces voor het verkrijgen van een verpleeglicentie omvat doorgaans het voltooien van een formeel onderwijsprogramma in verpleegkunde, het behalen van een gestandaardiseerd licentie-examen en het voldoen aan andere vereisten die zijn vastgesteld door regelgevende instanties of raden van verpleegkunde. Opleidingsprogramma's voor verpleegkundigen kunnen variëren in lengte en vorm, variërend van diplomaprogramma's die door ziekenhuizen worden aangeboden tot associate's-, bachelor- of graduate degree-programma's die worden aangeboden door hogescholen of universiteiten. Ongeacht het type programma zijn de curricula voor verpleegkundig onderwijs bedoeld om studenten voor te bereiden op de verpleegkundepraktijk op instapniveau door instructie te geven op kerngebieden van verpleegkundige kennis, vaardigheden en competenties.

Na het voltooien van een opleidingsprogramma voor verpleegkundigen moeten personen slagen voor een vergunningsexamen om een vergunning te verkrijgen om verpleegkunde uit te oefenen. Het vergunningsexamen voor geregistreerde verpleegkundigen (RN's) in veel landen is het National Council Licensure Examination for Registered Nurses (NCLEX-RN), dat wordt afgenomen door regelgevende instanties of raden van verpleegkunde. De NCLEX-RN is een geautomatiseerd meerkeuze-examen dat de kennis en competentie van de kandidaat beoordeelt op gebieden als een veilige en effectieve zorgomgeving, gezondheidsbevordering en -onderhoud, psychosociale integriteit en fysiologische integriteit. Na het behalen van de NCLEX-RN krijgen individuen een licentie om te oefenen als geregistreerde verpleegkundigen (RN's) binnen de jurisdictie van de vergunningverlenende autoriteit.

Naast het voltooien van een opleidingsprogramma voor verpleegkundigen en het behalen van een vergunningsexamen, moeten personen die een verpleeglicentie willen aanvragen ook voldoen aan andere vereisten die zijn vastgesteld door regelgevende instanties of raden van verpleegkunde. Deze vereisten kunnen onder meer bestaan uit strafrechtelijk antecedentenonderzoek, het nemen van vingerafdrukken, verificatie van opleiding en training en het indienen van documentatie waaruit de naleving van de vergunningsregels blijkt. Regelgevende instanties of raden van verpleegkunde kunnen ook van verpleegkundigen eisen dat ze hun licenties periodiek verlengen door aan de vereisten voor permanente educatie te voldoen, verlengingskosten te betalen en aan andere criteria te voldoen om aanhoudende competentie en geschiktheid om te oefenen aan te tonen.

De vergunningverlening voor verpleegkundigen is gebaseerd op het principe van regelgevend toezicht, wat inhoudt dat er praktijknormen worden vastgesteld en gehandhaafd om het publiek te beschermen tegen onveilige of incompetente verpleegkundige zorg. Regelgevende instanties of raden van verpleegkunde zijn verantwoordelijk voor het stellen van vergunningsvereisten, het ontwikkelen en afnemen van vergunningsexamens, het afgeven en vernieuwen van vergunningen, het onderzoeken van klachten of beschuldigingen van wangedrag, en het nemen van disciplinaire maatregelen tegen verpleegkundigen die de vergunningsregels schenden. Door de praktijk van de verpleging te reguleren, zorgen regelgevende instanties ervoor dat verpleegkundigen zich houden aan ethische normen, op bewijs gebaseerde praktijkrichtlijnen volgen en de competentie behouden in hun rol om veilige, kwaliteitsvolle zorg aan patiënten te bieden.

De reikwijdte van de praktijk voor gediplomeerde verpleegkundigen wordt bepaald door regelgevende instanties of raden van verpleegkunde en kan variëren afhankelijk van factoren zoals onderwijsvoorbereiding, ervaring en aanvullende certificeringen of referenties. Geregistreerde verpleegkundigen (RN's) zijn doorgaans bevoegd om patiënten te beoordelen, plannen voor verpleegkundige zorg te ontwikkelen, medicijnen en behandelingen toe te dienen, verpleegkundige interventies uit te voeren, samen te werken met andere leden van het gezondheidszorgteam en patiëntenvoorlichting en -ondersteuning te bieden. Gelicentieerde praktijkverpleegkundigen (LPN's) of erkende beroepsverpleegkundigen (LVN's) hebben een beperkter praktijkbereik, dat taken kan omvatten zoals het nemen van vitale functies, het uitvoeren van basisverpleegkundige zorg en het toedienen van medicijnen onder toezicht van RN's of artsen.

Verpleegkundige licentieverlening is essentieel voor het waarborgen van de kwaliteit en veiligheid van de verpleegkundige zorg die aan patiënten en gemeenschappen wordt verleend. Door praktijknormen, competentievereisten en toezichthoudende mechanismen vast te stellen, beschermt de vergunningverlening voor verpleegkundigen het publiek tegen schade en bevordert het het vertrouwen in het beroep van verpleegkundige. Verpleegkundigen, werkgevers, beleidsmakers en andere belanghebbenden in het gezondheidszorgsysteem hebben een gedeelde verantwoordelijkheid om de vergunningsregels te handhaven, voortdurende professionele ontwikkeling te ondersteunen en te pleiten voor beleid en praktijken die excellentie in de verpleegkundige praktijk en patiëntenzorg bevorderen.

Navigeren door het werkplekbeleid

In de complexe omgeving van de gezondheidszorg dient het werkplekbeleid als essentiële richtlijnen die het gedrag, de verwachtingen en de verantwoordelijkheden binnen gezondheidszorgorganisaties bepalen. Het navigeren door het werkplekbeleid is van cruciaal belang voor verpleegkundigen om naleving, professionaliteit en ethisch gedrag in hun dagelijkse praktijk te garanderen. Het begrijpen en naleven van het werkplekbeleid bevordert niet alleen de patiëntveiligheid en kwaliteitszorg, maar bevordert ook een positieve werkomgeving en beschermt de rechten en het welzijn van verpleegkundigen. In dit hoofdstuk onderzoeken we het belang van het navigeren door het werkplekbeleid, de belangrijkste gebieden die onder het werkplekbeleid vallen, en strategieën voor het effectief toepassen van het werkplekbeleid in de verpleegpraktijk.

Beleid op de werkplek omvat een breed scala aan onderwerpen, waaronder maar niet beperkt tot professioneel gedrag, patiëntenrechten en privacy, veiligheidsprotocollen, maatregelen voor infectiebeheersing, documentatienormen, procedures voor het toedienen van medicijnen en ethische richtlijnen. Dit beleid wordt ontwikkeld en geïmplementeerd door gezondheidszorgorganisaties om consistentie, verantwoordelijkheid en naleving van wettelijke normen en best practices te bevorderen. Van verpleegkundigen wordt verwacht dat zij zich vertrouwd maken met het werkplekbeleid dat relevant is voor hun praktijkomgeving en rol, en dat zij dit beleid in hun dagelijkse werk naleven.

Een cruciaal gebied dat onder het werkplekbeleid valt, is professioneel gedrag en ethiek. Beleid op de werkplek schetst doorgaans de verwachtingen voor professioneel gedrag, communicatie en interpersoonlijke relaties tussen leden van het gezondheidszorgteam, patiënten en families. Van verpleegkundigen wordt verwacht dat ze respect, integriteit en culturele gevoeligheid tonen in hun interacties met anderen, de vertrouwelijkheid en privacy in de patiëntenzorg behouden en zich houden aan ethische principes zoals weldadigheid, niet-schadelijkheid, autonomie en rechtvaardigheid. Het begrijpen en toepassen van ethische richtlijnen in de verpleegkundige praktijk is essentieel voor het handhaven van het vertrouwen van patiënten, collega's en de gemeenschap.

Patiëntenrechten en privacy komen ook aan bod in het werkplekbeleid om de bescherming van de vertrouwelijkheid, waardigheid en autonomie van patiënten te garanderen. Verpleegkundigen zijn verantwoordelijk voor het beschermen van de persoonlijke gezondheidsinformatie van patiënten, het naleven van wettelijke en regelgevende vereisten zoals de Health Insurance Portability and Accountability Act (HIPAA), en het verkrijgen van geïnformeerde toestemming voor behandeling, procedures en deelname aan onderzoek. Het werkplekbeleid kan procedures beschrijven voor het verkrijgen van toegang tot en openbaar maken van patiëntinformatie, het handhaven van de vertrouwelijkheid in elektronische medische dossiers en het aanpakken van inbreuken op de privacy of vertrouwelijkheid van patiënten.

Veiligheidsprotocollen en maatregelen voor infectiebeheersing zijn cruciale componenten van het werkplekbeleid gericht op het voorkomen van ongevallen, verwondingen en de verspreiding van infectieziekten in gezondheidszorgomgevingen. Van verpleegkundigen wordt verwacht dat zij zich houden aan gevestigde veiligheidsprocedures, zoals goede handhygiëne, gebruik van persoonlijke beschermingsmiddelen (PBM), technieken voor veilige omgang met patiënten en protocollen voor het omgaan met gevaarlijke materialen of medische noodgevallen. Het beleid op de werkplek kan ook betrekking hebben op de voorbereiding op noodsituaties, de respons op rampen en protocollen voor het melden van veiligheidsproblemen of incidenten.

Documentatienormen vormen een ander belangrijk aspect van het werkplekbeleid dat het vastleggen, opslaan en ophalen van patiëntinformatie en klinische gegevens regelt. Verpleegkundigen zijn verantwoordelijk voor het bijhouden van nauwkeurige, tijdige en volledige documentatie van patiëntbeoordelingen, interventies, reacties op de behandeling en andere relevante informatie in het medisch dossier. Het beleid op de werkplek kan documentatievereisten, richtlijnen voor het in kaart brengen van praktijken en procedures voor het documenteren van incidenten, fouten of ongewenste voorvallen schetsen. Het naleven van documentatienormen is essentieel voor het waarborgen van de continuïteit van de zorg, de communicatie tussen zorgverleners en de wettelijke aansprakelijkheid.

De procedures voor het toedienen van medicijnen worden beheerst door beleid op de werkplek om veilige en effectieve medicatiepraktijken te bevorderen en medicatiefouten te voorkomen. Verpleegkundigen zijn verantwoordelijk voor het verifiëren van medicatiebestellingen, het nauwkeurig voorbereiden en toedienen van medicijnen, het monitoren van patiënten op bijwerkingen en het op de juiste wijze documenteren van de medicatietoediening. Het beleid op de werkplek kan protocollen specificeren voor medicatieafstemming, procedures voor dubbele controle, opslag en behandeling van medicatie, en het reageren op medicatiefouten of bijwerkingen. Het volgen van het beleid inzake medicatietoediening vermindert het risico op medicatiefouten, bijwerkingen van geneesmiddelen en schade aan de patiënt.

Samenvattend is het navigeren door het werkplekbeleid essentieel voor verpleegkundigen om naleving, professionaliteit en ethisch gedrag in hun praktijk te garanderen. Het werkplekbeleid omvat een breed scala aan onderwerpen, waaronder professioneel gedrag, patiëntenrechten en privacy, veiligheidsprotocollen, maatregelen voor infectiebeheersing, documentatienormen en procedures voor het toedienen van medicijnen. Van verpleegkundigen wordt verwacht dat zij zich vertrouwd maken met het werkplekbeleid dat relevant is voor hun praktijkomgeving en rol, en dat zij dit beleid in hun dagelijkse werk naleven om de patiëntveiligheid, kwaliteitszorg en ethische praktijk te bevorderen. Effectieve toepassing van het werkplekbeleid vereist voortdurende educatie, communicatie en samenwerking tussen de leden van het gezondheidszorgteam om consistentie, verantwoordelijkheid en naleving van wettelijke normen en best practices te garanderen.

Omgaan met moeilijke patiënten

Het navigeren door interacties met moeilijke patiënten is een onvermijdelijk aspect van de verpleegkundige praktijk dat geduld, empathie en effectieve communicatieve vaardigheden vereist. Moeilijke patiënten kunnen een scala aan gedragingen vertonen, zoals agitatie, agressie, niet-naleving of veeleisendheid, waardoor het vermogen van verpleegkundigen om meelevende zorg te verlenen en professionele grenzen te handhaven kan worden uitgedaagd. Om met moeilijke patiënten om te gaan, moeten verpleegkundigen elke situatie met begrip, assertiviteit en toewijding benaderen om positieve resultaten voor zowel de patiënt als het zorgteam te bevorderen. In dit hoofdstuk zullen we strategieën verkennen voor het effectief omgaan met moeilijke patiëntinteracties zonder de patiëntenzorg of professionele integriteit in gevaar te brengen.

Een van de belangrijkste strategieën bij het omgaan met moeilijke patiënten is het benaderen van elke interactie met empathie en zonder oordeel. Moeilijk gedrag komt vaak voort uit onderliggende factoren zoals pijn, angst, verwarring of ervaringen uit het verleden, die kunnen worden verergerd door de stress van ziekte of ziekenhuisopname. Door empathie en begrip te tonen, kunnen verpleegkundigen een band opbouwen met moeilijke patiënten, hun gevoelens en zorgen valideren en een basis leggen voor effectieve communicatie en samenwerking. De tijd nemen om actief te luisteren, de perspectieven van patiënten te erkennen en hun emoties te valideren, kan helpen gespannen situaties te de-escaleren en een gevoel van vertrouwen en samenwerking te bevorderen.

Effectieve communicatie is de sleutel tot het beheersen van moeilijke patiëntinteracties en het constructief oplossen van conflicten. Verpleegkundigen moeten ernaar streven om duidelijk, kalm en assertief te communiceren met moeilijke patiënten, en daarbij gebruik te maken van taal die respectvol, niet-confronterend en niet-bedreigend is. Het stellen van duidelijke verwachtingen, grenzen en grenzen aan het gedrag kan helpen de verwachtingen van lastige patiënten te beheersen en te voorkomen dat misverstanden of conflicten escaleren. Verpleegkundigen moeten ook actieve luistertechnieken gebruiken, zoals parafraseren, samenvatten en reflecteren, om empathie te tonen en wederzijds begrip te garanderen tijdens interacties met moeilijke patiënten.

Het handhaven van professionele grenzen is essentieel bij de omgang met moeilijke patiënten om het welzijn van verpleegkundigen te beschermen en de veiligheid en integriteit van de patiëntenzorg te waarborgen. Verpleegkundigen moeten duidelijke grenzen stellen aan moeilijke patiënten met betrekking tot acceptabel gedrag, passende communicatie en respect voor persoonlijke ruimte en privacy. Het stellen van grenzen aan storend of beledigend gedrag, het afdwingen van het beleid en de procedures van de instelling, en het betrekken van de beveiliging of andere leden van het gezondheidszorgteam als dat nodig is, kan helpen bij het omgaan met moeilijke patiënten en tegelijkertijd een veilige en therapeutische omgeving voor alle betrokkenen behouden. Verpleegkundigen moeten ook steun zoeken bij collega's, supervisors of professionals in de geestelijke gezondheidszorg als zij zich overweldigd of bedreigd voelen door moeilijke interacties met patiënten.

Samenwerking met het zorgteam is van cruciaal belang voor het effectief beheren van moeilijke patiëntinteracties en het garanderen van uitgebreide zorg voor patiënten met complexe behoeften. Verpleegkundigen moeten samenwerken met artsen, andere verpleegkundigen, maatschappelijk werkers, professionals in de geestelijke gezondheidszorg en ondersteunend personeel om geïndividualiseerde zorgplannen te ontwikkelen, onderliggende problemen aan te pakken die bijdragen aan moeilijk gedrag, en strategieën te implementeren voor het omgaan met uitdagende situaties. Multidisciplinaire teamvergaderingen, casusconferenties of debriefingsessies kunnen mogelijkheden bieden voor het delen van inzichten, het oplossen van problemen en het coördineren van de zorg voor moeilijke patiënten over verschillende disciplines en zorginstellingen heen.

Zelfzorg is essentieel voor verpleegkundigen om de veerkracht en het welzijn te behouden bij het omgaan met moeilijke patiënten en stressvolle situaties in de gezondheidszorgomgeving. Verpleegkundigen moeten prioriteit geven aan zelfzorgactiviteiten zoals regelmatige lichaamsbeweging, voldoende slaap, gezonde voeding, mindfulness of ontspanningstechnieken, en het ondernemen van hobby's of activiteiten die vreugde en voldoening brengen. Het nemen van pauzes, het zoeken naar steun van collega's of supervisors en toegang krijgen tot hulpprogramma's voor medewerkers of adviesdiensten kunnen verpleegkundigen ook helpen omgaan met de emotionele tol van het omgaan met moeilijke patiëntinteracties en het voorkomen van burn-out of compassiemoeheid.

Samenvattend is het omgaan met moeilijke patiënten een uitdagend maar onvermijdelijk aspect van de verpleegkundige praktijk dat geduld, empathie en effectieve communicatieve vaardigheden vereist. Door moeilijke patiëntinteracties met empathie, duidelijke communicatie en assertiviteit te benaderen, kunnen verpleegkundigen vertrouwen opbouwen, verwachtingen managen en positieve resultaten voor zowel patiënten als het zorgteam bevorderen. Het handhaven van professionele grenzen, samenwerken met het zorgteam en prioriteit geven aan zelfzorg zijn essentiële strategieën voor het omgaan met moeilijke interacties met patiënten, terwijl het welzijn van verpleegkundigen wordt gewaarborgd en de levering van hoogwaardige, patiëntgerichte zorg wordt gegarandeerd.

Conflictoplossing

Conflicten zijn een natuurlijk onderdeel van menselijke interactie, en in de gezondheidszorg, waar de emoties hoog oplopen en de inzet groot is, kunnen conflicten ontstaan tussen gezondheidszorgprofessionals, patiënten, families en andere belanghebbenden. Conflictoplossing is een essentiële vaardigheid voor verpleegkundigen, omdat het een effectief beheer van meningsverschillen mogelijk maakt en positieve resultaten voor alle betrokkenen bevordert. Door gebruik te maken van communicatietechnieken, actief luisteren, empathie en probleemoplossende strategieën kunnen verpleegkundigen constructief met conflicten omgaan en een ondersteunende omgeving voor de patiëntenzorg behouden. In dit hoofdstuk onderzoeken we het belang van conflictoplossing in de verpleegkunde, de belangrijkste principes van conflictoplossing en strategieën voor het effectief omgaan met conflicten in de gezondheidszorg.

Conflictoplossing is essentieel in de verpleegkundige praktijk om samenwerking, teamwerk en effectieve communicatie tussen beroepsbeoefenaren in de gezondheidszorg te bevorderen, wat uiteindelijk leidt tot betere patiëntresultaten. Conflicten kunnen voortkomen uit verschillen in waarden, communicatiestijlen, prioriteiten of doelen, en als ze onopgelost blijven, kunnen ze een negatieve invloed hebben op de patiëntenzorg, het teammoreel en de effectiviteit van de organisatie. Verpleegkundigen spelen een cruciale rol bij het aanpakken en oplossen van conflicten in de gezondheidszorg, omdat zij vaak voorop lopen in de patiëntenzorg en met meerdere leden van het zorgteam communiceren.

Een belangrijk principe bij het oplossen van conflicten is het benaderen van conflicten met een open geest en de bereidheid om te luisteren en verschillende perspectieven te begrijpen. Verpleegkundigen moeten ernaar streven een veilige en ondersteunende omgeving voor een open dialoog te creëren, waarin alle partijen zich gehoord, gerespecteerd en gewaardeerd voelen. Actieve luistertechnieken, zoals parafraseren, samenvatten en reflecteren, kunnen verpleegkundigen helpen misverstanden op te helderen, onderliggende zorgen te identificeren en de emoties van degenen die bij het conflict betrokken zijn, te valideren. Door empathie en begrip te tonen, kunnen verpleegkundigen een goede verstandhouding en vertrouwen opbouwen met partijen in conflict, waardoor de basis wordt gelegd voor het gezamenlijk oplossen en oplossen van problemen.

Effectieve communicatie is essentieel voor het oplossen van conflicten in de verpleegkundige praktijk. Verpleegkundigen moeten duidelijke, assertieve en respectvolle communicatie gebruiken bij het aanpakken van conflicten, waarbij ze zich moeten concentreren op het gedrag of de kwestie die voorhanden is in plaats van persoonlijke aanvallen of oordelen te vellen. Het gebruik van 'ik'-uitspraken om gevoelens, perspectieven en behoeften uit te drukken, kan verpleegkundigen helpen assertief en assertief voor zichzelf op te komen en escalerende conflicten te voorkomen. Verpleegkundigen moeten ook open communicatie, actieve participatie en wederzijds respect tussen conflicterende partijen aanmoedigen, waardoor een sfeer van samenwerking wordt bevorderd waarin zorgen kunnen worden aangepakt en oplossingen samen kunnen worden onderzocht.

Een ander principe van conflictoplossing is om je te concentreren op gemeenschappelijke doelen en belangen in plaats van op standpunten of verschillen. Verpleegkundigen moeten proberen gedeelde doelstellingen en prioriteiten te identificeren tussen conflicterende partijen, zoals het bieden van hoogwaardige patiëntenzorg, het waarborgen van de patiëntveiligheid of het verbeteren van teamwerk en communicatie. Door zich te concentreren op gemeenschappelijke basis en gedeelde waarden kunnen verpleegkundigen samenwerking en compromissen vergemakkelijken, wat leidt tot wederzijds aanvaardbare oplossingen die tegemoetkomen aan de onderliggende behoeften en zorgen van alle betrokkenen. Het brainstormen over creatieve oplossingen, het verkennen van alternatieven en het zoeken naar win-winresultaten kan helpen conflicten effectief op te lossen, terwijl relaties behouden blijven en positieve resultaten voor patiënten en het gezondheidszorgteam worden bevorderd.

Conflictoplossing in de verpleegkunde vereist ook het vermogen om emoties te beheersen en gespannen situaties effectief te de-escaleren. Verpleegkundigen moeten kalm, kalm en professioneel blijven bij het aanpakken van conflicten, zelfs als ze worden geconfronteerd met woede, frustratie of agressie van anderen. Het gebruik van technieken zoals diepe ademhaling, mindfulness of visualisatie kan verpleegkundigen helpen gecentreerd en gefocust te blijven tijdens stressvolle ontmoetingen. Verpleegkundigen moeten ook grenzen stellen, het beleid van de instelling afdwingen en passend ondersteunend personeel of hulpmiddelen inschakelen, zoals supervisors, beveiligingspersoneel of professionals in de geestelijke gezondheidszorg, wanneer conflicten escaleren en hun vermogen om zelfstandig te handelen te boven gaan.

Samenvattend is het oplossen van conflicten een essentiële vaardigheid voor verpleegkundigen om met meningsverschillen om te gaan en positieve resultaten in de gezondheidszorg te bevorderen. Door conflicten met openheid, empathie en assertieve communicatie te benaderen, kunnen verpleegkundigen een ondersteunende omgeving creëren voor het aanpakken van zorgen, het opbouwen van vertrouwen en het bevorderen van samenwerking tussen zorgverleners, patiënten en families. Door zich te concentreren op gemeenschappelijke doelen, actief te luisteren naar verschillende perspectieven en te zoeken naar win-win-oplossingen kunnen verpleegkundigen conflicten effectief oplossen, terwijl de professionele integriteit behouden blijft en de kwaliteit van de patiëntenzorg wordt bevorderd.

Noodsituaties

Noodsituaties zijn onvoorspelbare gebeurtenissen die een snelle en effectieve reactie vereisen om schade te voorkomen, levens te behouden en de veiligheid en het welzijn van mensen in nood te garanderen. In gezondheidszorgomgevingen spelen verpleegkundigen een cruciale rol bij het beheersen van noodsituaties, omdat zij vaak de eerste hulpverleners zijn bij medische noodsituaties en zijn opgeleid om de zorg in situaties met hoge stress te beoordelen, in te grijpen en te coördineren. Het begrijpen van de protocollen voor paraatheid bij noodsituaties, het behouden van de klinische competentie en het samenwerken met het zorgteam zijn essentieel voor verpleegkundigen om effectief te reageren op noodsituaties en optimale zorg aan patiënten te bieden. In dit hoofdstuk onderzoeken we het belang van paraatheid bij noodsituaties in de verpleegkundige praktijk, de belangrijkste principes van respons op noodsituaties en strategieën voor het effectief omgaan met noodsituaties.

Voorbereid zijn op noodsituaties is een hoeksteen van de verpleegkundige praktijk, aangezien verpleegkundigen de verantwoordelijkheid krijgen om te reageren op medische noodsituaties en tijdige en passende zorg te bieden aan patiënten in crisis. Verpleegkundigen moeten kennis hebben van noodprotocollen, -procedures en -apparatuur in hun gezondheidszorgomgeving, en ook zijn opgeleid in basic life support (BLS), advanced cardial life support (ACLS) en andere relevante noodinterventies. Regelmatige training, oefeningen en simulaties zijn essentieel voor het behouden van de klinische competentie en de bereidheid om effectief op noodsituaties te reageren.

Een belangrijk principe van noodhulp is het geven van prioriteit aan patiëntveiligheid en stabilisatie tijdens een noodsituatie. Verpleegkundigen moeten de situatie snel beoordelen, de persoonlijke veiligheid garanderen en prioriteit geven aan interventies op basis van de toestand van de patiënt en de onmiddellijke behoeften. De primaire doelen van noodhulp zijn het beoordelen en beheersen van levensbedreigende aandoeningen, zoals luchtwegobstructie, ademhalingsmoeilijkheden, hartstilstand of ernstig trauma, en het stabiliseren van de toestand van de patiënt om verdere verslechtering te voorkomen en de overdracht naar definitieve zorg te vergemakkelijken.

Effectieve communicatie is van cruciaal belang tijdens noodsituaties om een tijdige coördinatie van de zorg en een efficiënt gebruik van middelen te garanderen. Verpleegkundigen moeten duidelijk, kalm en assertief communiceren met andere leden van het zorgteam en essentiële informatie verstrekken over de toestand van de patiënt, de uitgevoerde interventies en de benodigde hulp. Door samen te werken met artsen, ademhalingstherapeuten, paramedici en andere zorgverleners is multidisciplinaire beoordeling en behandeling van patiënten in crisis mogelijk, waardoor de resultaten worden geoptimaliseerd en vertragingen in de zorg worden geminimaliseerd.

Een ander belangrijk principe van noodhulp is kalm, gefocust en flexibel te blijven in situaties met veel stress. Verpleegkundigen moeten hun emoties beheersen, kalm blijven en taken effectief prioriteren om georganiseerde en efficiënte zorg te kunnen bieden tijdens noodsituaties. Het gebruik van cognitieve hulpmiddelen, zoals noodalgoritmen, checklists of geheugensteuntjes, kan verpleegkundigen helpen cruciale informatie en interventies onder druk te herinneren, waardoor het risico op fouten of omissies in de zorg wordt verkleind. Verpleegkundigen moeten indien nodig ook taken delegeren, middelen mobiliseren en de toestand van de patiënt regelmatig opnieuw beoordelen om interventies indien nodig aan te passen.

Naast het beheren van de patiëntenzorg tijdens noodsituaties, moeten verpleegkundigen ook aandacht besteden aan de emotionele en psychologische behoeften van patiënten, families en collega's die door de crisis zijn getroffen. Het bieden van emotionele steun, geruststelling en informatie aan patiënten en families kan angst, angst en onzekerheid tijdens stressvolle situaties helpen verlichten. Verpleegkundigen moeten ook debriefen met collega's, deelnemen aan CISM-debriefings (critical incident stress management) en toegang krijgen tot ondersteuningsbronnen als dat nodig is om hun eigen emoties en ervaringen met betrekking tot de noodsituatie te verwerken.

Samenvattend vereisen noodsituaties dat verpleegkundigen snel, resoluut en samenwerkend reageren om de veiligheid en het welzijn van patiënten in crisis te garanderen. Door de voorbereiding op noodsituaties, de klinische competentie en effectieve communicatieve vaardigheden op peil te houden, kunnen verpleegkundigen noodsituaties effectief beheren en optimale zorg bieden aan patiënten in nood. Prioriteit geven aan patiëntveiligheid, kalm blijven onder druk en aandacht besteden aan de emotionele behoeften van patiënten en collega's zijn essentiële principes van noodhulp die verpleegkundigen begeleiden bij het bieden van meelevende en effectieve zorg tijdens kritieke incidenten.

Omgaan met de dood

In de verpleegkunde is de dood een onvermijdelijk aspect van de zorg voor patiënten met ernstige ziekten, chronische aandoeningen of levensbedreigende verwondingen. Verpleegkundigen bevinden zich vaak in de voorhoede van de zorg aan het levenseinde en bieden steun, comfort en meelevende zorg aan patiënten en hun families in tijden van verlies en verdriet. Omgaan met de dood vereist dat verpleegkundigen omgaan met complexe emoties, effectief communiceren met patiënten en families, en zich bezighouden met zelfzorgpraktijken om de veerkracht en het welzijn te behouden. In dit hoofdstuk onderzoeken we de uitdagingen en verantwoordelijkheden die gepaard gaan met het omgaan met de dood in de verpleegkundige praktijk en strategieën voor het bieden van hoogwaardige zorg aan het levenseinde.

De confrontatie met de dood kan bij verpleegkundigen een scala aan emoties oproepen, waaronder verdriet, verdriet, schuldgevoelens en angst. Verpleegkundigen kunnen nauwe banden aangaan met patiënten en hun families, waardoor het verlies van een patiënt zeer persoonlijk en impactvol aanvoelt. Het is essentieel voor verpleegkundigen om hun emoties op een gezonde manier te erkennen en te verwerken, en indien nodig steun te zoeken bij collega's, supervisors of adviesdiensten. Reflectieve praktijken, zoals het bijhouden van een dagboek, debriefingsessies of deelname aan steungroepen, kunnen verpleegkundigen helpen omgaan met de emotionele tol die het omgaan met de dood met zich meebrengt en kunnen burn-out of compassiemoeheid voorkomen.

Communicatie is een cruciaal aspect bij het bieden van meelevende zorg aan het levenseinde en het ondersteunen van patiënten en families in tijden van verlies. Verpleegkundigen moeten open, eerlijk en gevoelig communiceren met patiënten en families over de prognose van de patiënt, de zorgdoelen en de voorkeuren voor behandeling aan het levenseinde. Het verstrekken van informatie over beschikbare ondersteunende diensten, palliatieve zorgopties en vroegtijdige zorgplanning kan patiënten en families in staat stellen weloverwogen beslissingen te nemen over hun zorg en zich voor te bereiden op het levenseinde. Verpleegkundigen moeten ook emotionele steun bieden, actief luisteren en de gevoelens en zorgen van patiënten en families valideren, waardoor een veilige en ondersteunende omgeving wordt gecreëerd voor het verwerken van verdriet en het nemen van afscheid.

Het bieden van comfort en symptoombeheersing is een centraal aspect van de zorg aan het levenseinde, omdat verpleegkundigen ernaar streven het lijden te verlichten en de waardigheid en kwaliteit van leven te bevorderen voor patiënten die het levenseinde naderen. Verpleegkundigen moeten lichamelijke symptomen zoals pijn, kortademigheid, misselijkheid en angst beoordelen en beheersen met behulp van op bewijs gebaseerde interventies en interdisciplinaire benaderingen van palliatieve zorg. Comfortmaatregelen, zoals positionering, zachte aanraking, rustgevende muziek of ontspanningstechnieken, kunnen de ontspanning en vrede voor patiënten en families tijdens het stervensproces helpen bevorderen. Verpleegkundigen moeten ook mogelijkheden bieden voor spirituele en existentiële ondersteuning, waarbij ze de overtuigingen en voorkeuren van patiënten en families voor rituelen, gebeden of betekenisvolle verbindingen met dierbaren respecteren.

Het ondersteunen van gezinnen en dierbaren is een essentieel aspect van de zorg aan het levenseinde, omdat zij omgaan met de emotionele, praktische en spirituele aspecten van verlies en rouw. Verpleegkundigen moeten families gedurende het hele stervensproces voortdurend ondersteunen, onderwijzen en begeleiden, zodat ze begrijpen wat ze kunnen verwachten en hoe ze met verdriet en verlies kunnen omgaan. Het aanmoedigen van gezinnen om quality time met hun geliefde door te brengen, hun gevoelens te uiten en herinneringen te delen, kan zinvolle verbindingen en afsluiting tijdens het sterfproces helpen faciliteren. Verpleegkundigen moeten gezinnen ook helpen bij het verkrijgen van toegang tot ondersteunende diensten, advies en middelen voor rouwverwerking om met verdriet om te gaan en zich aan te passen aan het leven na het verlies van een dierbare.

Het deelnemen aan zelfzorgpraktijken is essentieel voor verpleegkundigen om de veerkracht en het welzijn te behouden bij het omgaan met de dood in de verpleegpraktijk. Verpleegkundigen moeten prioriteit geven aan zelfzorgactiviteiten zoals regelmatige lichaamsbeweging, voldoende slaap, gezonde voeding en vrijetijdsactiviteiten die ontspanning en stressverlichting bevorderen. Grenzen stellen, steun zoeken bij collega's of leidinggevenden en mindfulness of meditatie beoefenen kunnen verpleegkundigen helpen hun emoties onder controle te houden en compassiemoeheid of burn-out te voorkomen. Door voor zichzelf te zorgen, kunnen verpleegkundigen medelevende en effectieve zorg blijven bieden aan patiënten en families in tijden van verlies en verdriet.

Samenvattend is het omgaan met de dood een uitdagend maar essentieel aspect van de verpleegkundige praktijk dat compassie, empathie en effectieve communicatieve vaardigheden vereist. Door hun emoties te erkennen en te verwerken, op een gevoelige manier met patiënten en families te communiceren, comfort en symptoombeheersing te bieden, families te ondersteunen tijdens het rouwproces en deel te nemen aan zelfzorgpraktijken, kunnen verpleegkundigen hoogwaardige zorg en ondersteuning bieden aan patiënten en patiënten in de laatste levensfase. gezinnen in tijden van verlies en transitie. Door de waardigheid en menselijkheid van elk individu te eren, kunnen verpleegkundigen een betekenisvol verschil maken in de levens van mensen die te maken krijgen met de dood en rouw, door troost, troost en hoop te bieden tijdens de meest uitdagende momenten van het leven.

Zelfreflectie en feedback

Zelfreflectie en feedback zijn essentiële componenten van professionele groei en ontwikkeling in de verpleegkundige praktijk. Door middel van zelfreflectie kunnen verpleegkundigen hun handelingen, houdingen en overtuigingen onderzoeken, gebieden voor verbetering identificeren en doelen stellen voor persoonlijke en professionele ontwikkeling. Feedback, of het nu gaat om collega's, supervisors, patiënten of zelfevaluatie, biedt waardevolle inzichten en perspectieven die verpleegkundigen helpen zelfbewustzijn te verwerven, hun vaardigheden te verfijnen en de kwaliteit van de zorg die zij bieden te verbeteren. In dit hoofdstuk onderzoeken we het belang van zelfreflectie en feedback in de verpleegkunde, strategieën voor zelfreflectie en technieken voor het effectief geven en ontvangen van feedback.

Zelfreflectie is een proces van introspectie en zelfonderzoek waarmee verpleegkundigen hun gedachten, gevoelens en ervaringen in de klinische praktijk kunnen onderzoeken. Door de tijd te nemen om na te denken over hun acties, interacties en beslissingen, kunnen verpleegkundigen inzicht krijgen in hun sterke en zwakke punten en groeigebieden. Zelfreflectie stelt verpleegkundigen in staat gedragspatronen te identificeren, vooroordelen of aannames te herkennen en zichzelf uit te dagen om nieuwe perspectieven of benaderingen van de zorg te adopteren. Het deelnemen aan zelfreflectie bevordert zelfbewustzijn, kritisch denken en voortdurend leren, waardoor het vermogen van verpleegkundigen wordt vergroot om veilige, meelevende en cultureel competente zorg te bieden aan patiënten en families.

Er zijn verschillende strategieën die verpleegkundigen kunnen gebruiken om effectief aan zelfreflectie te doen. Het bijhouden van een dagboek is een veelgebruikte techniek waarmee verpleegkundigen hun gedachten, ervaringen en observaties schriftelijk kunnen vastleggen, waardoor er ruimte ontstaat voor zelfexpressie en onderzoek. Reflecterende schrijfvragen, zoals 'Wat ging er goed vandaag?' of "Wat had ik anders kunnen doen?" kan verpleegkundigen begeleiden bij het reflecteren op specifieke aspecten van hun praktijk en het identificeren van mogelijkheden voor verbetering. Peer-discussiegroepen, mentorprogramma's of reflectieve praktijkworkshops bieden verpleegkundigen ook mogelijkheden om deel te nemen aan gestructureerde reflectie, ervaringen uit te wisselen en inzichten te verwerven van collega's.

Feedback is een ander waardevol hulpmiddel voor de professionele ontwikkeling in de verpleegkunde, omdat het verpleegkundigen informatie verschaft over hun prestaties, gedrag en impact op anderen. Feedback kan uit verschillende bronnen komen, waaronder collega's, leidinggevenden, patiënten en zelfevaluatie, en kan vele vormen aannemen, zoals mondelinge feedback, schriftelijke evaluaties of prestatiebeoordelingen. Door feedback te ontvangen, kunnen verpleegkundigen inzicht krijgen in hun sterke punten en verbeterpunten, hun inspanningen valideren en kansen voor groei en ontwikkeling identificeren. Het opnemen van feedback in de praktijk bevordert een cultuur van voortdurende verbetering, verantwoordelijkheid en uitmuntendheid in de verpleegkunde.

Effectief feedback geven vereist gevoeligheid, specificiteit en constructieve communicatieve vaardigheden. Bij het geven van feedback aan collega's of studenten moeten verpleegkundigen zich concentreren op specifiek gedrag of acties, in plaats van generalisaties of oordelen te vellen over hun karakter of competentie. Feedback moet actueel, specifiek en uitvoerbaar zijn en concrete voorbeelden en suggesties voor verbetering bieden. Het gebruik van een feedbackmodel zoals de 'sandwich'-benadering, waarbij constructieve feedback wordt ingeklemd tussen positieve feedback en aanmoediging, kan de impact van kritiek helpen verzachten en de ontvankelijkheid voor feedback bevorderen.

Het op een elegante manier ontvangen van feedback is een essentiële vaardigheid die verpleegkundigen moeten ontwikkelen, omdat het openheid, nederigheid en de bereidheid om te leren en te groeien vereist. Verpleegkundigen moeten feedback benaderen met een open geest en een groeimindset, en feedback zien als een kans om te leren en professionele ontwikkeling, in plaats van als persoonlijke kritiek. Actief luisteren, verhelderende vragen stellen en waardering uiten voor de ontvangen feedback kunnen blijk geven van ontvankelijkheid en dankbaarheid, waardoor vertrouwen en samenwerking met feedbackgevers wordt bevorderd. Verpleegkundigen moeten ook nadenken over de ontvangen feedback, actiegerichte stappen voor verbetering identificeren en contact opnemen met feedbackgevers om vooruitgang en toewijding aan groei aan te tonen.

Samenvattend zijn zelfreflectie en feedback essentiële processen voor professionele groei en ontwikkeling in de verpleegkundige praktijk. Door deel te nemen aan zelfreflectie kunnen verpleegkundigen inzicht krijgen in hun sterke punten en verbeterpunten, waardoor zelfbewustzijn, kritisch denken en voortdurend leren worden bevorderd. Het ontvangen van feedback van collega's, supervisors, patiënten en zelfevaluatie levert waardevolle inzichten en perspectieven op die verpleegkundigen helpen hun vaardigheden te verfijnen, hun praktijk te verbeteren en de kwaliteit van de zorg die zij bieden te verbeteren. Door zelfreflectie en feedback in hun praktijk op te nemen, kunnen verpleegkundigen een cultuur van uitmuntendheid, verantwoordelijkheid en voortdurende verbetering cultiveren, waardoor de levering van veilige, meelevende en patiëntgerichte zorg wordt gegarandeerd.

Gemotiveerd en gepassioneerd blijven

In de verpleegkunde is gemotiveerd en gepassioneerd blijven essentieel voor het behouden van enthousiasme, veerkracht en toewijding aan het beroep te midden van de uitdagingen en eisen van de klinische praktijk. Verpleegkundigen die gemotiveerd en gepassioneerd zijn over hun werk, zullen eerder zorg van hoge kwaliteit bieden, opkomen voor de behoeften van patiënten en een positieve bijdrage leveren aan hun teams en gezondheidszorgorganisaties. Het cultiveren van motivatie en passie vereist dat verpleegkundigen hun gevoel van doelgerichtheid koesteren, voldoening vinden in hun werk en prioriteit geven aan zelfzorg en persoonlijk welzijn. In dit hoofdstuk onderzoeken we strategieën om gemotiveerd en gepassioneerd te blijven in de verpleegkundige praktijk, zelfs als je met tegenslag of burn-out te maken krijgt.

Een belangrijke strategie om gemotiveerd en gepassioneerd te blijven in de verpleegkunde is het opnieuw verbinden met iemands gevoel van doel en waarden. Nadenken over de redenen waarom iemand ervoor koos een carrière in de verpleegkunde na te streven, zoals de wens om anderen te helpen, een verschil te maken in de levens van mensen, of bij te dragen aan het grotere goed, kan de passie en het enthousiasme voor het beroep nieuw leven inblazen. Verpleegkundigen die zich verbonden voelen met hun waarden en missie, zullen eerder vervulling en betekenis vinden in hun werk, zelfs in moeilijke tijden, en zich blijven inzetten voor het bieden van meelevende, patiëntgerichte zorg.

Het bevorderen van een ondersteunende werkomgeving is essentieel voor het behouden van de motivatie en passie in de verpleegkundige praktijk. Verpleegkundigen gedijen in een omgeving waarin zij zich gewaardeerd, gerespecteerd en gesteund voelen door hun collega's, leidinggevenden en gezondheidszorgorganisaties. Het opbouwen van positieve relaties, het cultiveren van teamwerk en het erkennen en vieren van prestaties kan het moreel stimuleren en een gevoel van kameraadschap en verbondenheid creëren onder verpleegteams. Verpleegkundigen moeten pleiten voor beleid en praktijken op de werkplek die het evenwicht tussen werk en privéleven, de professionele ontwikkeling en het welzijn van werknemers bevorderen, en zo een positieve en ondersteunende cultuur op de werkplek voor iedereen garanderen.

Voortdurend leren en professionele ontwikkeling zijn essentieel om gemotiveerd en gepassioneerd te blijven in de verpleegkundige praktijk. Verpleegkundigen moeten zoeken naar mogelijkheden om te leren, te groeien en vooruitgang te boeken, zoals het bijwonen van conferenties, het behalen van certificeringen of hogere graden, het deelnemen aan permanente educatieprogramma's of het deelnemen aan onderzoeks- en wetenschappelijke activiteiten. Door hun kennis en vaardigheden uit te breiden kunnen verpleegkundigen op de hoogte blijven van best practices, innovatieve technologieën en op bewijs gebaseerde interventies, waardoor hun effectiviteit en vertrouwen in hun rol wordt vergroot en het enthousiasme voor hun werk behouden blijft.

Een andere strategie om gemotiveerd en gepassioneerd te blijven in de verpleegkunde is om prioriteit te geven aan zelfzorg en persoonlijk welzijn. Verpleegkundigen stellen vaak de behoeften van anderen boven die van henzelf, wat na verloop van tijd leidt tot burn-out, compassiemoeheid en verminderde motivatie. Tijd nemen voor zelfzorgactiviteiten zoals lichaamsbeweging, ontspanning, hobby's en tijd doorbrengen met dierbaren is essentieel voor het opladen en aanvullen van fysieke, emotionele en psychologische reserves. Grenzen stellen, mindfulness of meditatie beoefenen en steun zoeken bij collega's, supervisors of professionals in de geestelijke gezondheidszorg kunnen verpleegkundigen helpen stress te beheersen, burn-out te voorkomen en een gezond evenwicht tussen werk en privéleven te behouden.

Het vinden van vreugde en vervulling in alledaagse momenten is een krachtige manier om gemotiveerd en gepassioneerd te blijven in de verpleegpraktijk. Verpleegkundigen moeten zich concentreren op de positieve aspecten van hun werk, zoals het vormen van banden met patiënten en families, het meemaken van momenten van genezing en herstel, of het maken van een betekenisvol verschil in iemands leven. Het vieren van kleine overwinningen, het uiten van dankbaarheid en het behouden van een gevoel voor humor kunnen verpleegkundigen helpen veerkrachtig en optimistisch te blijven ondanks tegenslagen of uitdagingen. Door een mentaliteit van dankbaarheid en waardering te omarmen, kunnen verpleegkundigen vreugde, veerkracht en passie voor hun werk cultiveren, zelfs in de meest veeleisende omstandigheden.

Samenvattend vereist het gemotiveerd en gepassioneerd blijven in de verpleegpraktijk dat verpleegkundigen hun gevoel van doelgerichtheid koesteren, ondersteunende relaties cultiveren, prioriteit geven aan continu leren en professionele ontwikkeling, prioriteit geven aan zelfzorg en welzijn, en vreugde en voldoening vinden in hun werk. Door zich aan te sluiten bij hun waarden, te pleiten voor ondersteunende werkomgevingen en kansen voor groei en zelfzorg te omarmen, kunnen verpleegkundigen hun enthousiasme, veerkracht en toewijding aan het beroep behouden, waardoor de levering van hoogwaardige, meelevende en patiëntgerichte zorg wordt gegarandeerd.

Conclusie

Concluderend: de reis om verpleegkundige te worden en het navigeren door de complexiteit van de gezondheidszorg omgeving is zowel uitdagend als lonend. In deze gids hebben we verschillende aspecten van de verpleegkundige praktijk onderzocht, van fundamentele vaardigheden tot geavanceerde concepten, en hebben we het belang benadrukt van continu leren, zelfreflectie en professionele groei.

Als aspirant- of praktiserende verpleegkundige is het van cruciaal belang om de betekenis van compassie, empathie en belangenbehartiging in onze rol te onthouden. Of het nu gaat om het bieden van directe patiëntenzorg, het samenwerken met interdisciplinaire teams of het pleiten voor de rechten van patiënten, verpleegkundigen hebben een diepgaande impact op de levens van individuen en gemeenschappen.

We hebben gesproken over het belang van het beheersen van de basisvaardigheden van verpleegkunde, het begrijpen van professionele verantwoordelijkheden en het omarmen van uitdagingen zoals communicatie, teamwerk en ethische besluitvorming. Daarnaast hebben we strategieën onderzocht om met moeilijke situaties om te gaan, patiënten en families te ondersteunen in tijden van crisis, en de motivatie en passie voor het beroep van verpleegkundige te behouden.

Uiteindelijk is verpleging meer dan alleen een baan; het is een roeping, een roeping die geworteld is in het verlangen om lijden te verlichten, de gezondheid te bevorderen en de levenskwaliteit van anderen te verbeteren. Door de waarden van compassie, integriteit en levenslang leren te belichamen, kunnen verpleegkundigen een betekenisvol verschil maken in de levens van degenen die zij dienen en bijdragen aan de vooruitgang van de gezondheidszorg wereldwijd.

Terwijl u aan uw reis in de verpleegkunde begint of blijft groeien in uw praktijk, vergeet dan niet om uitdagingen te omarmen als kansen voor groei, steun en mentorschap te zoeken bij collega's en mentoren, en verlies nooit de impact die u heeft op de levens van anderen uit het oog.

Bedankt dat u met ons meedoet aan deze verkenning van de verpleegkundige praktijk. Moge u vervulling, vreugde en doel vinden in uw reis als verpleegkundige, en moge u de mensen om u heen blijven inspireren en bekrachtigen met uw passie en toewijding aan het beroep van verpleegkundige.

www.ingramcontent.com/pod-product-compliance
Lightning Source LLC
Chambersburg PA
CBHW071518220526
45472CB00003B/1064